寝たままできる！
世界一簡単な
マインドフルネスヨガ

ねるヨガ

吉田昌生
Masao Yoshida

●はじめに

星の数ほどある本の中から、この本を手にしていただきありがとうございます。
この本はヨガの本です。
あなたは、ヨガと聞いてどんなイメージがあるでしょうか？
もしかしたら、

・身体が硬いからできない
・時間も場所もなく、めんどくさそう
・ヨガマットやウェアなどお金がかかりそう
・若い女性のためのもの

こんなふうに思っていないでしょうか。
本書でお伝えするのは、

・身体が硬くても大丈夫

・布団の上で気軽にできる
・ヨガマットもヨガウェアも不要
・いつでも、誰でも簡単にできるヨガ

題して、**ねるヨガ**。

とくに**『自分にはヨガは向いていない』と思っている人にほど、読んでいただきたい本**です。

私は、もともと身体が硬く、ヨガに対して苦手意識を持っていました。
なので、まさか自分がヨガ講師になって、このように本を書いてヨガを伝えるようになるとは思っていませんでした。

ヨガに出会い、私の人生は変わりました。

かつての私は、身体が硬く、足腰が冷え、気分の浮き沈みが激しく、怒りっぽい性格でした。過ぎ去ったことを思い出しては後悔し、漠然とした将来の不安を感じてよく眠れず、いつも身体のどこかに不調を感じていました。

自信もなくて、人と会いたくない、やりたいことがわからない、好きなことにチャレンジできない、そんな状態でした。


そんなとき、ヨガに出会いました。

最初はヨガスタジオに通うのは抵抗があったので、自宅で、書籍やＤＶＤを観ながら実践しました。数カ月続けて少し慣れてきたので、思い切ってヨガスタジオに通うようになりました。

しばらく継続したところ、身体の緊張、痛みが軽くなり、朝まで熟睡できるようになりました。

身体が変わっていくのが面白くて、夢中で練習しました。

身体が快適になってくると、心も安定するようになりました。

笑顔が増え、幸せを感じることが増え、ありのままの自分に自信が持てるようになりました。

自分がやりたいことが見えてきて、最愛のパートナーとも出会い、豊かな人間関係を築けるようになり、仕事も充実してきました。

ヨガによって、これまでうまくいかないと感じていた人生が、好転しだしたのです。

「この素晴らしさを誰かに伝えたい！」

そんな思いからブログやユーチューブで情報発信を始めました。すると、ユーチューブの動画を見た編集者さんから、最初の出版のオファーをいただいたのです。その書籍はベストセラーとなり、次々と出版の依頼や講演会や企業研修の依頼もいただくようになりました。

ところが、執筆の仕事がだんだんと忙しくなると、夜中までパソコンやスマホで文章を書くことが増え、ヨガをする時間が減って、代わりに頭を使う時間が増えてきたのです。

すると再び、ヨガに打ち込んでいたときには感じなかった「身体の不調」を感じるようになってしまいました。

世の中の会社員と同じように、肩こりや腰痛、目の疲れが溜まるようになり、なかなか眠れず、眠りも浅く、夜中に目覚めてしまうこともしばしば。

じっくりとヨガをすれば改善することがわかっているのに、原稿の締め切りが重なるとヨガをする時間も元気もない……。

毎日忙しい私たち現代人が、生活の中にヨガを取り入れるにはどうしたらいいだろう？

そんな問いから生まれたのが、本書でご紹介する「ねるヨガ」です。

「ねるヨガ」は、私自身が、生活の中にヨガを取り戻すに至った中で生まれました。

本来、ヨガは早朝に行うものですが、私は自分のライフスタイルに合わせて変えてもいいと思っています。

例えば、私は仕事が忙しいときは、朝は瞑想と短めのヨガをして、夜寝る前はお風呂に入ってから本書で紹介する「ねるヨガ」を実践します。

夜は子供たちも寝て静かなので、電気もスマホもオフにして、より深く内側を観察することができます。

疲れているときは、1ポーズで寝てしまうこともあるし、気持ちがいいので、ついついそのまま1時間以上続けていることもあります。

眠れないときは、無理に眠ろうとせず身体を緩める時間にすることで、次の日に疲れが残りにくくなります。

身体の緊張を緩めてあげると、短い睡眠でも深く眠れるので、翌朝元気に目覚めることができるのです。

また、質の高い睡眠をとり、朝スッキリとした状態で仕事をすると、よいアイデアが浮かびやすく、作業もはかどります。

このように、夜と朝の習慣を少し変えるだけでも、睡眠の質が向上し、創造性や直感も高まり、翌朝の仕事のパフォーマンスも高くなるのです。


このような変化を感じているのは私だけではありません。

私は講座やオンラインサロンでヨガを生徒さんにお伝えしていますが、一定期間実践された方から、

「睡眠の質が劇的に改善されました」

「気持ちの切り替えができるようになり、クヨクヨしなくなりました」

「慢性的な肩こり、腰痛が消えて、身体がラクになりました」


といった、声をよくいただきます。

「多くの人がヨガや瞑想を実践し、一人ひとりが自分の心と身体を調整できるようにな

ることで、現在日本人が直面している、ストレス、うつ、多くの人が感じている生き辛さなどの問題の解決につながる」


と、確信するようになりました。

ですから、できるだけたくさんの人に、もっと気軽に、ヨガを実践してほしい。

その「きっかけ」になるような本をつくりたい。


そんな想いから、本書を書きました。

もしも、あなたが過去の私と同じように、

「仕事が忙しい。時間がない」

「運動、スポーツはずっと苦手分野」

「身体は硬いし、男だから恥ずかしい」


と思っているなら、本書の「ねるヨガ」はきっとお役に立てると思います。

ヨガには「心の安定」や「ストレス解消」「心身の不調の改善」「ダイエット」など様々な

効果があります。

ただし、文字で読むだけでは、ヨガの効果を感じることはできません。実践することが何よりも大切です。

具体的にやり方を知りたい人のために、本書の特典として動画と音声の実践編もご用意しています。読んで終わりではなく、あなたに実践してもらい効果を実感してもらうことが、この本の目標です。

まずは1日1ポーズから、取り入れてみてください。

ヨガはあなたが考えているより、ずっとシンプルです。綺麗なポーズができなくても大丈夫です。ヨガスタジオに行かなくても大丈夫です。

ヨガを通して気づきと、自己受容を深めていくことで、その人が本来持っている個性や才能が発揮されるようになります。

内なる力が目覚めることで、周りで起こる出来事、現象、人も変わっていきます。

自分だけでなく、家族や友人、周りの人にもよい影響を与えるようになるのです。

この本を読むすべての人の内なる光が、幸せの波紋が関わるすべての人へと広がっていきますように。そんな祈りを込めて。

吉田昌生

第1章 世界一簡単なマインドフルネスヨガ「ねるヨガ」の秘密

第2章 ねるヨガのコツとポイント

第3章 睡眠の質を上げる「夜の寝る前ヨガ」

第4章 心身のパフォーマンスを上げる「朝寝起きのヨガ&昼ヨガ」

終章 マインドフルに生きる

ねるヨガのオススメ動画シークエンス

本書で紹介しているねるヨガを流れの中で行うオススメの組み合わせです。
動画をご用意していますので、ぜひ観ながら一緒にやってみましょう。

1 はじめてのねるヨガ 13分

スフィンクス→子供のポーズ→蝶→シャバアーサナ

はじめての方向けの短いプログラム。ポーズ中の「在り方」について解説しています。

2 足の疲れがラクになるヨガ 19分

馬の鞍（ハーフサドル）→蝶（ハーフバタフライ）

足のむくみ、疲れに効く初心者向けのねるヨガ。

3 呼吸をラクにするヨガ 初級編 20分

子犬の休息→仰向けdeハーフナマステ→ワニのねじりのポーズ→魚のポーズ（or仰向け後屈）

肩関節を緩め、呼吸を深くする初級者向けのプログラム。肩こり解消にもオススメのねるヨガ。

4 呼吸をラクにするヨガ 中級編 19分

ねじった子供のポーズ→クオータードッグ→子供のポーズde合掌→うさぎのポーズ→太鼓橋のポーズ

胸を開いて呼吸を深くする中級者向けのプログラム。

5 眠る前の体内浄化ポーズ 39分

白鳥→とんぼ→蝶→くつひも→ねじれた根っこ

股関節を緩めるねるヨガ。骨盤周辺の筋肉や関節を緩めることで気の流れが整い熟睡できます。

6 おやすみヨガ1 37分

蝶→いもむし→スフィンクスorあざらし→
バナナアーサナ→かたつむりorいもむし→ワニのねじりのポーズ

腰、背骨を緩めるおやすみヨガ。中級者向けのプログラム。

7 おやすみヨガ2 30分

馬の鞍→スフィンクスorあざらし→ワニのねじりのポーズor猫のしっぽ→いもむし

最後に5分間の前屈を行うおやすみヨガ。長めの前屈で副交感神経が優位になり、リラックスが深まっていきます。

動画の視聴はこちらから

1～7のほか、夜寝る前にオススメの「呼吸法」や「ボディスキャン瞑想」、朝にオススメの「お目覚めナマスカーラ」や「上級者向けのねるヨガ」を紹介しています。

https://www.masao-mindfulness.com/neruyoga

ブックデザイン：三森健太（JUNGLE）
イラスト：Hama-House
DTP：野中賢（システムタンク）
編集協力・プロデュース：鹿野哲平

第1章

世界一簡単なマインドフルネスヨガ「ねるヨガ」の秘密

ねるヨガは、ヨガとマインドフルネスの融合

ねるヨガとは、ヨガとマインドフルネスの融合です。

身体と脳の使いすぎた状態を緩め、普段使っていない領域を活性化する心と身体のトレーニング、またはセルフケアのメソッドです。

ねるヨガでは、ハタヨガ（身体を動かすヨガ）のポーズ中に、マインドフルネス（気づきの瞑想）を実践します。「身体」を調整しながら、「脳」と「心」を鍛えていきます。

ヨガというと難しいポーズを連想する方が多いと思いますが、実はポーズの完成度はあまり重要ではありません。

ヨガもマインドフルネスも、大切にすることは同じで、『ありのまま観ること』。

ポーズの美しさではなく、ポーズ中の「在《あ》り方（マインドフルネス）」が大切なのです。

・今、ここ　＝　瞬間瞬間に注意を向ける
・ジャッジしない　＝　快、不快、良い、悪いなどの評価・判断をしない
・受容　＝　否定もせず、肯定もせず、受けいれる
・ありのまま感じる　＝　思考のフィルターを通さずに、対象を直接知覚する

このような「在り方」を意識することで、「気づく力」が高まり、心と身体が安定するようになります。

反対に、ポーズの「在り方」が間違ったまま、ヨガや瞑想を実践すると、苦しくなることがあります。

私がそうだったからわかるのですが、「自分は身体が硬い」と思っている人は、ポーズ中の感覚に対抗したり、うまくやろうとして頑張りすぎたりして、無意識に表面の筋肉が緊張し、呼吸が浅くなってしまうことが多いです。

もともと身体が硬い人と、柔らかい人では、同じポーズをとっていても内側で起こっ

ていることはまったく違います。感じ方も反応の仕方も違うのです。

だから本書では、「ポーズ」の「やり方」をお伝えする前に、ヨガを深める上での土台となるポーズ中の「在り方（マインドフルネス）」について最初に細かく解説していきます。

そういう意味では、本書はヨガに対して苦手意識がある人、自分は身体が硬いと思っている人にこそオススメです。

無意識の心と身体のクセに気づき、感覚との向き合い方を変えていくことで、ヨガに対する苦手意識が薄れ、ポーズが深まるのを実感していただけるはずです。

ポーズが完璧にできていなくても大丈夫です。

それよりも、今伸びているところに意識を向けて、その感覚をありのまま観察するようにしてください。

呼吸も浅くても深くても大丈夫。その感覚に気づいていることが大切です。

ヨガや瞑想の中には呼吸を操作するものもありますが、ねるヨガは自然呼吸で行います。

無理に、「集中しよう」「リラックスしよう」「正しく呼吸しよう」「お腹をしっかりと凹ませよう」とする必要はありません。

正しい呼吸をしようと意識しすぎると、かえってぎこちなくなることがあります。呼吸が浅かったら浅いことに気づいて、深かったら深いことに気づいてください。

もしも自分のポーズの良し悪しを判断していたら、そのことに気づきましょう。**完璧ではなくても、集中できなくても、リラックスできなくてもいい**のです。今の状態にあるがまま気づいているかどうかを大切にしてください。

不快な感覚であれ、感情であれ、今起こっていることに気づき、許して、ゆだねていくと、やがて変化していきます。

続けていくうちに身体が緩みやすく呼吸も深くなり、深いリラクゼーションが内側から広がっていくはずです。

忙しい毎日の中で、少し立ち止まって意識を内側に向ける習慣を持つことで、自分の身体と心を優しく見つめる観察者の視点が養われていきます。

今この瞬間、自分の内側で起こっていることに気づき、身体と心のコワバリを緩めることで、体質や性格、人生全体がよりよい方向へ変わっていきます。

身体と心、意識が密接につながり、自分の内側の声（ハートの声）が聞けるようになると、より自分らしく生きることができるようになっていきます。

ねるヨガは、手軽にできるマインドフルネス

ねるヨガを実践することは、マインドフルネスの実践にもなります。

マインドフルネス瞑想では、静かに座って、呼吸や身体の感覚をあるがまま観察します。


何もしないで、なるべく動かず、思考しないことが基本です。

ですが、瞑想の姿勢を維持したまま、観察し続けるというのは、案外難しいものです。

実際、

「じっと座っていることがしんどい」

「ひざや腰が痛くなる。身体が痒《かゆ》くなり、かきたくなる」

「呼吸が深くできない」

「ずっと考えすぎてしまって集中できない」

……といった声もよく耳にします。

とくに初心者の方には、同じ姿勢でじっと動かず、数十分座り続けるということは、至難の技。

ものの数分で身体が痛くなったり、痒くなったりして、心が落ち着かず、瞑想に入りにくくなってしまいます。

誰でも簡単に行える瞑想ですが、身体と心の準備ができていないまま段階を踏まずに行うと、あまり効果を感じられないということも、実際にはあるようです。

とくに身体が慢性的に緊張し、心に否定的な想念、感情を押し込めてばかりいると、むしろ瞑想が苦しくなることもあります。

「これまで瞑想をやってみたけど、あまり効果を感じなかった」「瞑想がとてもしんどかった」という方は、ねるヨガを行ってみてください。

一定期間継続すると、身体の深部の緊張が緩み、血流、気の流れもよくなってくるので、瞑想に入りやすい体質に変わっていきます。

またヨガのポーズで伸びている身体感覚は、呼吸の感覚よりもはっきりと感じられるので、観察しやすいです。

瞑想で、呼吸の感覚に集中できない方や、じっと座っているのが苦手な方でも、ゆっくりと動きながら、様々なポーズをとっていくねるヨガなら、取り組みやすいと思います。

ねるヨガでは、ひとつのポーズに時間をかけてゆったりと行っていきます。

そのため、無理な力で伸ばしすぎて痛めるということがほかのヨガに比べて少なく、初心者の方でも、比較的安全かつ、確実に瞑想を深めるメソッドであると言えます。

身体感覚に気づきながら、丁寧に調整することで、呼吸も自然と深くなります。

心と身体はつながっているため、身体を整えると、呼吸も整い、心も整いやすくなるのです。ねるヨガを継続すると、こわばった身体が、緩みやすい柔軟な身体に変わり、体質や性格も変わっていきます。

ちなみに、私の集中講座ではヨガを1時間しっかりやってから、瞑想に入ります。

企業研修などでは瞑想だけ行う場合もあるのですが、ヨガをやったときとそうでないときでは、瞑想の深まり方が明らかに違います。

「座る瞑想だけよりも、動く瞑想と合わせて行ったほうがやりやすいですね」
「これまで瞑想CDだけでやっていましたが、ヨガと合わせて行うと、瞑想の深まり方が全然違うことがわかりました！」

という声もよくいただきます。
身体をほぐしてから行ったほうが瞑想に入りやすくなることは、初心者も瞑想経験者も多くの方が実感されていることです。
マインドフルネスを実践したけど効果を感じなかった、続かなかったという方も、ぜひこのねるヨガを実践してみてください。

瞑想だけでなく、ヨガも合わせて行うことで、より安全に、より効果的に瞑想を行うことができます。

「ヨガ×瞑想＝ねるヨガ」は何がいいのか？

「ねるヨガ」をするとどう変わる？

ヨガは一過性のブームを終え、すっかり定番となって、ヨガ教室も増え続けています。モデルや一流のアスリート選手がトレーニングに導入したり、メンタル不調や依存症を克服したり、腰痛、肩こり、冷え性などの体質が改善されたりと、人によってヨガとの関わり方、期待する効果は様々です。

あなたも本書で紹介する「ねるヨガ」を実践すれば、体調や姿勢に変化が表れることに驚かれると思います。

続けると柔軟性が高まり、筋肉、腱、関節を健康な状態に保ち、姿勢が改善し、血行も促進されます。さらに、心が安定して、ストレスとうまく付き合えるようになります。

また、習慣化すると、身体だけでなく、脳にもいい影響があります。

定期的に「今、ここ」の身体や呼吸に気づく練習をしていくと、脳が変わることがわかっています。恐れや不安を感じる「扁桃体」が非活性化し、反対に、喜びや意欲、幸福感などのポジティブな思考・感情を司る「左前頭葉」の領域が活性化するのです。

つまり、「ねるヨガ」を実践すると、身体が柔軟になり、血管や神経系の詰まりがとれるだけでなく、ストレスを感じにくく、前向きな脳と心に変わっていきます。

「ねるヨガ」を習慣化することで期待できる効果は次のとおりです。

・心と身体が柔軟になる
・心身の安定と調和
・自律神経が安定し、ホルモンバランスが整う
・心身の連携、つながりが強くなる
・自分や他者に対する思いやりと共感が生まれる
・今ここに集中できるようになる
・ストレスが減る
・気持ちの切り替えがうまくなる

- イライラしにくくなる
- 脳・体・肌のアンチエイジング
- 睡眠の質がよくなり、自然治癒力が高まる
- 思いどおりにならないことへの耐性がつく
- 平静さ、忍耐力が養われる
- 自己理解、自己洞察が深まる
- 直感、創造性が引き出される
- 幸せ・感謝を感じることが増える
- 生きる歓び、情熱を感じるようになる
- 自分自身を信じることができるようになる
- 人生の意義と目的が見えてくる

ただし、このような変化は「気づき」を養うことで、結果として起こるものです。

実践する際は、結果を期待しすぎず、今この瞬間の呼吸や感覚に気づき続けることを目的にしましょう。

マインドフルネスとは？

「ヨガはわかるけど、マインドフルネスってなに？」
と思われる方もいらっしゃるかもしれません。
ここで改めて、マインドフルネスとは何かをご説明していきます。

「マインドフルネス」とは、気づき、自覚のトレーニングのことです。

近年は米国の大手有名企業の社員研修に「マインドフルネス」が導入され、そういった企業は日本国内でも増加傾向にあります。

マインドフルネスがこれほどまでに注目されている理由は、

・瞑想による身体と心の健康の増進
・従業員のストレス軽減・改善

・生産性やパフォーマンスの向上
・イノベーション、チームワーク、リーダーシップなどの強化
・企業の業績の向上

などが期待され、実際に効果が出ているものだからだと言えます。

マインドフルネスを体験してみよう

言葉で理解しようとするより、実際に体感したほうが理解しやすいと思います。マインドフルネスがどういうものなのか、早速体感してみましょう。

いったん本を読む動作を止めて、外側から聞こえてくる音に注意を向けてみてください。

どんな音が聞こえますか?
遠くから聞こえてくる音。自然の音、車の音、エアコンや電化製品の音など。
微かな音を感じ取ることはできますか?

周りの音に意識を向けると、それまで聞こえていなかった微かな音に気づきます。
今度は、皮膚の内側で起こっている呼吸に注意を向けてみましょう。

ちゃんと呼吸をしていますか？
身体で確認してみてください。
「今、息をしていること」をはっきり自覚することはできますか？

今、どんな呼吸をしていますか？
息を吸っていますか？　吐いていますか？
浅いですか？　深いですか？

これが『気づき』です。
身体の声に耳をすまして、呼吸を感じ取ろうとすると、それまで気づかなかった呼吸の感覚を意識化することができます。

息を吸っているときには、息を吸っていることに気づき、息を吐いているときには、息を吐いていることに気づきます。

呼吸に注意を向けた瞬間あなたは〝今この瞬間〟にいます。

それがほんの1秒だとしても、あなたは〝今この瞬間〟にいます。

この、呼吸や身体で起こっていることに気づくことがマインドフルネスです。

ここでは音と呼吸を例にあげましたが、それ以外の五感の感覚すべてに応用できます。

マインドフルネスは、今ここを味わう感度を高める心と脳のトレーニングです。

今この瞬間の呼吸を味わうことで、心と身体が1つになり、内なる調和、安らぎを感じることができるようになります。

9割の人が、1日の半分は自動操縦状態

しかしながら、実際にマインドフルネスをやってみると、今この瞬間に注意を向け続けることは簡単ではないことがわかります。

今この瞬間の呼吸だけに注意を向けようとしても、気づいたら無意識に考え事をしていた、ということが何度も起こります。いつの間にか、心はここではないどこかへ飛んでいき、妄想している自分に気づきます。

この、心が上の空になっている無意識の状態のことを、マインドフルネスに対してマインドレスネス（自動操縦状態）と言います。

近年の研究では、私たち現代人の1日の約47％が、このマインドレスネス（自動操縦状態）であると言われています。

あなたにもこんなことはありませんか？

・気づいたら、スマホをいじっている
・仕事に集中できていないことがある
・考えてもしょうがないことを考えてしまう
・嫌な気分になることを何度も思い出してしまう
・将来に対して漠然とした不安を感じることがある
・最近、感動していない

考えてもしょうがないことを考えたり、イライラすることを何度も思い出したり、無意識にスマホを触ったり……。これって誰しもよくやっていることだと思います。

このような、心ここにあらずの状態が、1日の中で大半を占めるようになると、仕事に集中できなくなったり、考えすぎによって脳と心にストレスが溜まったりします。

頭の中のおしゃべりに夢中になっていると、徐々に、「今ここ」の現実感が失われていきます。将来のことを考え不安になり、過去のことを思い出して後悔することが増え、心が不安定な状態になってしまうのです。


実際に、欧米の最新の研究でも、マインドレスネスのときは、「感動」や「幸せ」を感じにくくなってくることが明らかになっています。

そんなマインドレスネス（自動操縦状態）から目覚めるための実践が、マインドフルネスです。

マインドフルネスとヨガで相乗効果が得られる

ハーバード大学の精神科医ジョン・デニンジャー氏の研究チームは、約5年間ヨガのメンタル調整効果について研究しました。

米医学誌に発表された研究によると、まず慢性的なストレスを受けている210人の被験者を次の3つのグループに分けました。

① ヨガのポーズや瞑想を行ったグループ
② 瞑想だけを行ったグループ
③ ストレスへの対処法についての録音説明を聞いたグループ

各70名の3つのグループに、週1回の指導を行いました。被験者たちへのアンケート、血液による遺伝子解析、神経画像を使ってストレスに関わる遺伝子の変化を6カ月にわたって追跡調査したところ、①のヨガと瞑想を合わせて行った被験者のストレス遺伝子がとくに減少していることが明らかになりました。

デニンジャー氏は「瞑想とヨガには実際に生物学的な効果がある。脳だけではなく、身体全体に影響を及ぼしている」と述べています。

これまで、ヨガと瞑想の効果についての研究は、アンケート調査や心拍数と血圧の測定に頼っていましたが、血液検査による遺伝子解析や神経画像などを利用した最新の研究によって、脳や遺伝子の構造も変わることが明らかになっているのです。

慢性的なストレスを感じている被験者に対しては、「ストレスに関する知識」や「瞑想のみの実践」よりも、ヨガと瞑想を組み合わせて行うことで、相乗効果が得られると言えます。

大切なのは流し、循環させること

ヨガは、肉体を重視したトレーニングと思われがちですが、より深いレベルでは、自分の本質(意識、魂)とつながるためのものです。

アシュタンガヨガの創設者シュリ・K・パタビジョイス氏は次のように述べています。

「ヨガは内面を浄化するためのものであり、肉体のエクササイズではない。ヨガは正に自分自身を知ることである」

ねるヨガを含め、すべてのヨガは、綺麗にポーズをとることが目的ではありません。

ヨガの目的は、自分自身を深いレベルで知ることであり、本来の自分に戻ることです。

自分の魂、心とつながるための準備として、まず身体や呼吸とつながっていきます。

ゆったりとマインドフルに呼吸しながら、身体の緊張と弛緩を意識的に行っていくと、自律神経が整い、本来の穏やかで安定した状態へリセットされます。

ヨガをすると、疲労を感じにくくなったり、リフレッシュしたと感じたりするのは、気の流れが整うからです。流れが整うと、身体の細胞が活性化し、自然治癒力も高まり元気になります。また、前向きな思考が湧きやすくなり、調和や一体感を感じやすくもなります。

反対に、心と身体が緊張し、流れが滞ると、心が不安定になり、ネガティブな思考が湧きやすくなり、本来の状態から遠ざかっていきます。

幼いころは誰しも身体が柔軟ですが、10代ぐらいから徐々に硬くなっていきます。さらに社会に出てやるべきことが増えると、疲れやストレス、様々な想念が蓄積して、ますます身体が硬くなっていきます。

川の流れがせき止められると水がよどむように、血流も滞ると凝固して痛みが生じます。ストレスや感情が溜まっていくと、身体も硬くなりどんどん苦しくなっていきます。

心と身体を健康に、若々しく保つには、定期的に心と身体のお世話をしてあげること。ヨガや瞑想で、溜まった疲れ、ストレスを緩め、エネルギーの流れをさえぎるダムを開放し、流してあげることが大切です。


自然な流れがさえぎられるとどんな感じがするのか？

呼吸を止めて実感してみましょう。

まず、できるだけ大きく息を吸います。そして、吸いきったら、息を止めてみます。

＊

どうでしょう？

内側にあるものを抑え続けると、どんな感じがするか観察します。では、ゆっくりと吐いてください。

次は反対に、できるだけ大きく息を吐いて、吐ききったら、肺の中の空気を完全に空にした状態で息を止めます。

＊

どうでしょう？
必要なものが取り込めないと、どんな感じがするでしょうか。
では、自然な呼吸を味わってください。

いかがだったでしょうか？
解放されるべきものに無理にしがみついていると苦しくなったと思います。
反対に、自分が必要なものが取り込まれるのを拒むことでも苦しくなったと思います。

これが流れの止まった状態です。

自然な流れをせき止めることで苦しみ、緊張が生まれます。

そのまませき止め続けると、苦しくなり、心は不安定になっていきます。


人は呼吸を通して、内側と周囲のエネルギーを循環させ続けています。

吸う、吐く。1回呼吸することで、10の28乗もの原子を外の世界と交換しているとも言われます。

吸う息と吐く息の流れをせき止めると苦しくなるように、感情や愛情、お金も、流れが止まると苦しくなってきます。


ヨガとは、自分の中のバランスを取ること。

吸うと吐く、収縮と弛緩、活動と休息、DOとBE、陰と陽。

どちらか一方に偏って苦しくなってきたら、振り子を傾けるイメージでバランスを取りましょう。


入ってくるものを歓迎し、出て行くものは解放してあげると、エネルギーが循環する

です。

ようになります。滞りや詰まりが解消されると、自然な感じ、ラクな感じがしてくるのです。

年齢を重ねるごとに、疲れ、感情、思い込みなどが蓄積し、子供のころのような純粋性や柔軟性が失われがちになります。いつの間にか背負い込んだ余分なものを手放すことで、自分にとって本当に大切なもの、本質だけが残ります。

今の自分に不要なもの（ストレス・緊張・毒素）は手放して心身を浄化し、今の自分に必要なもの（生命力・エネルギー・栄養）をチャージすることによって、身体と心、精神が調和し、内側にある幸せ、静寂とつながることができるようになります。

陽ヨガと陰ヨガは何が違うのか？

ポーズをとる動きのあるヨガはハタヨガと呼ばれるものです。

ハタヨガの主な目的は、調身（＝姿勢を整えること）。つまり瞑想の準備段階として、身体の中の気の流れを調整すること。

ただし、一言でハタヨガといっても、いろいろなアプローチの仕方があります。

ハタヨガは大きく分けると、「陽ヨガ」と「陰ヨガ」の2種類があります。

「陽ヨガ」は、その名のとおり、アクティブな要素を持ったヨガです。体力や筋力をつけることを目的としたポーズが多く、運動量も多いので、心身のエネルギーが高まり、より活動的でポジティブになるヨガです。

一方、ねるヨガのベースになっている「陰ヨガ」は動きの少ないゆったりしたヨガ。

「陰ヨガ」は、座位、うつぶせ、仰向けのポーズが中心です。

とくに詰まりやすい股関節や背骨、肩甲骨まわりの結合組織、関節にアプローチしていきます。

横に寝そべりながらできるので、寝る前や朝起きた直後に取り組みやすく、瞑想をしやすい静的なヨガだと言えます。

「陰ヨガ」の最大の特徴は、1つのポーズのホールド時間が長いこと。3～5分ホールドするので「陽ヨガ」では緩まない身体の深部（結合組織、関節）を緩めることができます。また静止している時間が長いので、身体の感覚や呼吸を観察して瞑想的にポーズをとることができます。

普段、忙しい方、よく動く方には、「陰ヨガ」がオススメです。日常生活でアクティブに動いている人が「陽ヨガ」を頑張りすぎると、余計に疲れてしまうことがあります。

反対に、運動不足な方、体力をつけたい方や、アクティブにチャレンジしたい方は、「陽ヨガ」がオススメです。

大切なのは、陰陽のバランスです。

陰か陽、どちらかに偏るのではなく、それぞれを補い合うことが大切です。

夜は陰ヨガ、朝は陽ヨガを行う

本書では7割夜の「陰ヨガ」、後半3割ほどで朝の「陽ヨガ」を紹介していきます。

「陽ヨガ」は、動きが多いので、筋肉、とくにインナーマッスルに働きかけ、エネルギーを上昇させ、心身をアクティブな状態に導きます。

身体の中に熱が生まれ、姿勢がよくなり、前向きでやる気に満ちた心の状態に調整されます。

とくに、**朝起きてから「陽ヨガ」を行うと元気になる**のでオススメです。

一方、「陰ヨガ」は、身体の深部の筋肉や関節を緩めるヨガです。

できる限り筋肉を脱力することで、より奥にある腱、靭帯、筋膜といった結合組織に効かせていきます。

疲れて凝り固まった身体と心が緩み、副交感神経が優位になってリラックスするので、**就寝前や、心と身体を落ち着かせたいときには、「陰ヨガ」がオススメ**です。とくに寝る前に「陰ヨガ」を行うと熟睡できます。

どのようなヨガを、いつ、どれくらい行うかによって効果は変わります。

これから様々なポーズを紹介しますが、自分に合ったヨガや練習方法を見つけてください。また、体調や年齢、経験によっても変える必要があるかもしれません。

もともとヨガはインドの精神鍛錬法ですが、現代社会のライフスタイル、価値観、食習慣から、いきなりインドの伝統的なスタイルや正しいポーズに自分を無理矢理当てはめると苦しくなることがあります。実践してみて身体で体験することで、あなただけのヨガが見えてくるはずです。


無理に伸ばしすぎて逆に身体を痛めることもありますので、身体の声を聞いて、自分に合った練習、ポーズを選び、実践しましょう。

周りの人と比べず、理想や正しさを自分に押しつけず、自分が感じていることを大切にしてください。

もしもヨガをやって、活力や柔軟性が高められ幸せを感じることが増えたなら、そのヨガは、あなたに合っているということです。

逆に、ヨガをやって苦しくなるのなら、そのヨガがあなたに合っていないか、もしくはポーズ中の「在り方」が間違っているのかもしれません。

ポーズが綺麗にできなくても気にする必要はありません。周りの人と比較して、落ち込んだり、劣等感を感じたりしたら、そのことに気づいてください。

大切なのは、自分自身と親密になること。かけがえのない自分の身体に、思いやりを向けることです。

たとえ、どんな自分がいたとしても、優しい眼差しを向けてあげましょう。できない自分も、ネガティブな感覚も、あるがまま受けいれ、認め、許していくことで、人生の様々な出来事に柔軟に対応することができる「心の器」が養われていきます。

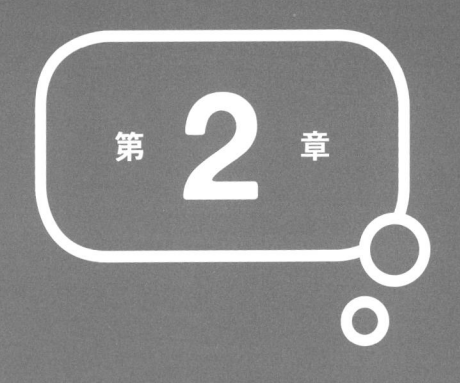

第2章

ねるヨガのコツとポイント

3つのステップ 〜調身・調息・調心〜

「ねるヨガ」のステップに入る前に、瞑想の基本をお伝えします。

頭の片隅に入れておいてください。

瞑想の目的は、心をコントロールし、心の動きを静めること。しかし、心は動物のように動き回り、なかなか思いどおりになってくれません。

心を直接コントロールするのは難しいですが、身体は比較的、調整するのが簡単です。

私たちの心と身体はつながっているので、心が変わると身体も変わり、身体が変われば心も変わります。

だから、心を整えたければ、まず身体を整えることが大切なのです。

瞑想には、

1　調身＝姿勢を整える
2　調息＝呼吸を整える
3　調心＝心を整える

の3つのステップがあります。

多くの現代人は、パソコンやスマホの使いすぎなどで、姿勢が悪くなり、呼吸が浅くなっています。だから瞑想の準備段階としてまず、ヨガのポーズで呼吸がラクにできる姿勢をつくる必要があるのです。

筋肉の収縮、弛緩を繰り返すと気、血液、水の滞りが流れ始め、身体の痛みや重さが消えて、自然と呼吸も深くなり、心も安定してきます。

ヨガを定期的に続けることで、無意識の緊張に気づいて、自分で意識して緩められるようになります。姿勢や呼吸、身体の使い方も変わっていきます。

定期的に、「身体」と「呼吸」を整える時間を持つことで、慢性的な不調が改善され「心」が安定し、日常生活でも「今、ここ」に集中できるようになるのです。

呼吸瞑想

ねるヨガを始める前準備として、呼吸瞑想をご紹介します。

呼吸瞑想は、呼吸に注意を向け続ける「注意力のトレーニング」です。マインドフルネス瞑想の最も基本的な実践だと言えます。

この基本を押さえておくと、ねるヨガのポーズ中も呼吸を通してポーズの感覚を味わえるようになり、気づきが連続しやすくなります。

呼吸瞑想で大切なのは、「今、ここ」に意識を集中させること。そして、「今、ここ」からずれたことに気づくことです。

「今、ここ」とつながるために、「呼吸によって生じる身体感覚」を使います。

普段、私たちは呼吸を意識していません。

あまりにも当たり前に、無意識に呼吸しているので、「今、自分が息を吸っているのか、息を吐いているのか」なんて気にしていないのです。

ですが、マインドフルネスでは、無意識に当たり前に行っている呼吸を、まるで自分の命がかかっているかのようにとても大切に味わいます。実際、呼吸は私たちが生きるために必要不可欠な身体の働きです。今この瞬間も、呼吸によって酸素、生命エネルギーを取り込み、二酸化炭素を排出し続けています。

この何十年と休みなく繰り返されている呼吸を、生まれて初めて見るようなイメージで、見つめることがマインドフルネスの真髄《しんずい》です。

今、どんな呼吸をしていますか？

今、息をしていることを感じることはできますか？

お腹の奥のほうに意識を向けてみてください。

息を吸うときにはお腹がふくらみ、息を吐くときにはお腹が背中に近づいていきます。

そのことに、ただ気づいていてください。

これがマインドフルネスの基本「呼吸瞑想」です。

動操縦モードですぐに反応せず、その感覚を観察します。また、動かす場合も、意識的に動くようにします。

手順としては、まず不快な感覚に気づきます。条件反射で反応しそうになったら、心の一時停止ボタンを押して、その感覚や感覚に対する反応を観ていきます。ポイントは、その不快な感覚と距離をとり、脱同一化することです。

例えば、痛みが生じている場合、

私は痛い　　　　　　　　「痛み」＝「私」
身体の中の痛みを意識している　「痛み」≠「私」

といった具合に、「痛み」や「動かしたい衝動」を意識します。

もしも「嫌悪感」が湧いたら、その感覚に対する「嫌悪感」も観察していきましょう。

「嫌だなぁ」
「早く、消えてくれ！」

という思考が湧いたら、「〜と思った」とラベリングしてください。

このように、普段は一体化している心の動きを客観的に観るのが、マインドフルネスです。

次に、感じていることを、できるだけあるがままに受けいれるようにしてください。

あるがままに受けいれるとは、

＝ 感覚に対して嫌がっていない
＝ 感覚を思いどおりに変えようとしていない
＝ 心を閉ざさないで、開いたまま感じること

と表現できるかもしれません。

湧いてくる痛みに対して、「嫌だ！」と抵抗すると苦しくなりますが、あるがままを受容することで、不快感に抵抗することで生まれる心理的な苦痛（二次災害）が和らいでいきます。

動かす場合は、ゆっくり気づきながら動かします。動くときの感覚、動かしたあとの感覚、心の変化、余韻《よいん》も観察していきましょう。

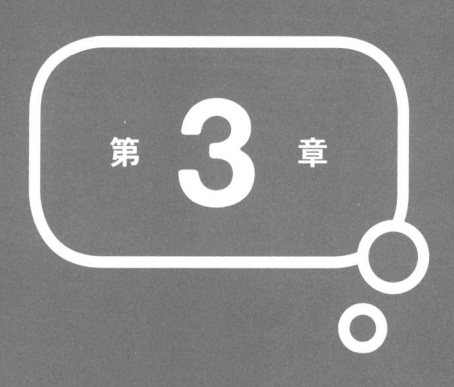

第3章

睡眠の質を上げる「夜の寝る前ヨガ」

寝る前の「ヨガ×瞑想」で睡眠の質が高まる

「最近、寝つきが悪い」
「眠りが浅くて、夜中に目が覚める」
「ついつい休日は遅くまで寝てしまう」
「平日と休日で起きる時間に差がある」

ということはないでしょうか。
こうした不規則な生活を続けていると、次のような問題が起こるかもしれません。

・仕事でミスを連発してしまう
・家事に時間がかかる
・疲れやすい

・気持ちが落ち込みがち
・体調を崩しやすい

もしも、心当たりがあるとしたら「睡眠負債」が溜まっているのかもしれません。

一日、二日の睡眠不足ならそれほど問題ありませんが、慢性的な睡眠不足は借金のように積み重なり、どんどん蓄積していきます。

近年、睡眠の専門家たちは、このような「蓄積する睡眠不足」を「睡眠負債」と名づけ、対策の重要性を指摘しています。

「睡眠負債」が溜まると、自分では気づかないうちに仕事や家事のパフォーマンスが落ちたり、命にかかわるような病気のリスクが高まったりする可能性があるというのです。

「睡眠負債」で脳の働きが低下すると、やる気がなくなり、疲れやすくなり、不安やイライラを感じやすくなり、落ち着きがなくなって注意散漫になってきます。

「睡眠負債」は「がん」「糖尿病」「心臓病」といった重大疾病と強い関連があることもわかってきています。

東北大学の研究では、女性およそ2万3995人を7年間追跡し、睡眠時間と乳がんの発症リスクの関係を調べた結果、平均睡眠時間が6時間以下の人は、7時間寝ている人に対して乳がんの発症リスクがおよそ1・6倍になることが明らかになりました。

さらには認知症のリスクも高まることもわかっています。

スタンフォード大学の睡眠生体リズム研究所の西野精治所長らは、マウスを使った実験で、睡眠中にアミロイドベータと呼ばれる脳のごみが排出されることを突き止めました。

アミロイドベータは、認知症、アルツハイマー病の原因物質とも言われ、認知症を発症する20~30年前から蓄積されます。

睡眠時間がしっかりとれていると、脳のごみ(アミロイドベータ)を排出することができるのですが、働き盛りの時期に「睡眠負債」を溜めていると、数十年先に認知症になるリスクを高める可能性があるのです。

またワシントン州立大学で行われた、睡眠時間と注意力・集中力テストの関係性の調査も興味深いものがあります。

テストは、徹夜するグループと6時間睡眠グループの2つに分けて実施されました。

徹夜グループは、1日目から2日目にかけて急速に能力が低下し、脳の働きが急激に衰えていることがわかりました。

6時間睡眠のグループは、1日目、2日目はさほど変わらないものの、3日目からは徐々に低下。2週間後には徹夜グループと同様の結果になってしまいました。

しかも驚くべきことに、6時間睡眠グループの多くは自分の能力低下に気づいていないそうです。

つまり、「睡眠負債」が蓄積すると、自覚症状のないまま脳の働きが衰えていくのです。

もしも、「最近、仕事のスピードが遅くなった」「頭がボーッとして、居眠りやミスが増えた」と感じたら、「睡眠負債」で脳の働きが低下していることが原因かもしれません。

このまま「睡眠負債」が溜まったままだと、自分がケガや病気、認知症になるだけではなく、交通事故などを起こすリスクも高まります。

このような恐ろしい「睡眠負債」を避けるには、質の高い睡眠がとれるかが鍵なのです。

ねるヨガを入眠儀式にしてみよう

よく眠れない人は、意識するしないにかかわらず、質の悪い睡眠になりやすい生活をしています。そんな状態を脱するには、質の高い眠りにつくための新しい習慣を、生活の中に取り入れることが必要です。

そこでオススメしたいのが、ねるヨガを入眠の儀式にすることです。**入浴後、パジャマに着替えて、お布団の上でねるヨガをやってから寝る。**これが習慣化されれば、この行為が、質の高い眠りに入るための入眠儀式（スリーピングセレモニー）になっていきます。

最初はマインドフルに呼吸や身体を感じるだけでもかまいません。アロマを使ったり心が落ち着く音楽を聞いたり、簡単にマッサージするのもいいでしょう。

スマホやテレビの電源をオフにして、一日働いてくれた身体と心を労う時間を持ちましょう。自分に合った入眠儀式をもつことで、睡眠の質が高まります。

もしも間違った入眠儀式（夜食、アルコール、ブルーライト、コーヒーなど）をしてしまっているなら、ねるヨガに変えてみてください。

眠る前、寝ながらヨガで自律神経を整える

過度な運動は交感神経が刺激され、寝る前には不向きです。呼吸法やゆったりとしたヨガをすると、副交感神経が優位になり、うっとりと気持ちよく眠ることができます。

睡眠の質を上げる鍵は、入眠開始から3時間までのゴールデンタイムと呼ばれる時間にあります。このときにしっかりと深いノンレム睡眠を取ることができれば、70％程の疲労回復ができると言われています。

眠り始めに深いノンレム睡眠に入るには、代謝を抑えるために身体の深部体温を下げる必要があります。就寝時に身体の深部体温を下げるには、就寝前の入浴が効果的。

気持ちいい睡眠に導くために重要な深部体温が調整され、入眠しやすくなります。

オススメは、睡眠の1～2時間前にぬるめの風呂にゆっくりつかったあとの時間帯に行うことです。

身体の芯からぽかぽかと温まっていると筋肉が伸びやすくなっており、ストレッチの効果も高まります。

血行がよくなり、老廃物の排出も活発に行われます。身体の深部が緩むことで、眠気を誘う副交感神経が優位になり、心身に深い癒しをもたらします。

また、裸になってマインドフルに湯船につかることも、開放感が得られ、気持ちもリセットできます。

お風呂とねるヨガを合わせることで、身体が睡眠モードに切り替わり、気持ちよく入眠することができます。

お風呂に入ったらねるヨガ。寝る前に歯を磨くのと同じように、これを毎日繰り返すことで、新しい習慣、パターンになり、やがてはこれ自体が入眠の儀式になります。

ねるヨガの服装と場所

ねるヨガを行う場所は、布団やベッドの上がオススメです。

部屋を暗くして、静かな環境で行います。お好みでキャンドルアロマ、やすらげる音楽を使うのもいいでしょう。

ベッドの上でストレッチを行うことで、リラックス効果を促し、眠気を誘います。なので、そのまま寝られるような布団やベッドの上で行うといいでしょう。

何度も続けると、どんどん気持ちよくなってきます。私もねるヨガのポーズ中に、いつの間にか寝てしまっていることもよくあります。

身体を冷やさない環境づくりも重要です。

ねるヨガは、運動量が少なく静止時間が長いので、服装や室温を考えてないとお風呂上がりの身体はいつの間にか冷えてしまいます。服はどのような服でもかまいませんが、身体を冷やさない服装でやるようにしましょう。理想は、身体を締めつけすぎず、伸縮性や吸湿性に優れた着心地のよいものが理想です。

室温は、暖かすぎたり寒すぎたりしない適温で行います。気温が高い日でもクーラーの効きすぎた部屋で行うと、身体を冷やしてしまいます。

過ごしやすい時期であれば、窓を開けて、自然な風を感じるのもいいでしょう。

また寝具も大切です。

マットや床の硬さによってポーズの感覚がかなり変わってきます。

本書のイラストでは布団になっていますが、柔らかすぎるベッドだと、身体が沈み込んでしまうので、ヨガに向きません。適度に硬いほうがやりやすいです。もしもヨガマットをお持ちなら、ベッドの横にヨガマットを敷いてもいいでしょう。

ヨガのボルスターやヨガブロックなどあればそれを使ってもいいですが、代わりに枕や布団、ブランケット、クッションでも十分です。

枕や布団に身をゆだねることで、身体の深部が緩み、心身に深い癒しをもたらします。

ねるヨガの手順

「ねるヨガ」のやり方は簡単です。

前半　筋肉や関節を伸ばす（ＤＯ）
後半　その感覚を観察する（ＢＥ）

という手順で行います。

ポーズの前半は能動的に伸ばし、ポーズの後半は受動的にその感覚を味わっていきます。

前半は運動神経を使って伸ばそうとしますが、後半は感覚神経を通して、「今、ここ」にある感覚を受けとることを意識します。

マッサージや整体の場合は、施術をする側と受ける側の役割が分かれていますが、ねるヨガでは、ひとり二役。「する側」と「受ける側」のモードを交互に使い分けて心身を調整します。

自分で筋肉を緊張させたり、弛緩させたり、自分の体重を使って刺激しながら、その感覚をマインドフルに観察していきます。

よければ一度本を置いて、少し体感してみましょう。

どちらか一方の親指で、もう一方の手の平を揉んでください。押していて気持ちいいポイント(ツボ)はありますか?

まずは、マッサージする側にまわり、揉むことに意識を向けます。

自分にとって心地のいいポイントを見つけたら、今度は、マッサージを受ける側にシフトし、そのまま5呼吸キープします。呼吸し、その痛気持ちいい刺激を観察しましょう。

ストレッチが苦手な方やヨガ初心者の方は、ついつい筋肉や関節を伸ばすことばかりに意識が向かいがちです。ですが、ねるヨガは後半こそがメインディッシュ。伸ばされている感覚を、マインドフルに観察することが大切です。

コツ1　doingモード

ポーズの前半は「doingモード」で伸ばして、後半は、「beingモード」で観察します。マインドフルネスヨガでは、この2つのモードの使い分けがポイントです。

「doingモード」とは、理想を目指し、よりよくしようとする能動的なモードのこと。

ヨガのポーズの前半は、運動神経を使って筋肉や関節を伸ばしていきますが、身体を伸ばしていくと、自分のそのときの限界（エッジ）に出合います。限界を超えて、負荷を最大限かけると呼吸が止まり、顔や肩、身体の表面の筋肉が緊張します。いきすぎたら戻して、ラクに呼吸できる強さや姿勢を探っていきましょう。

「ちょっと痛いけど気持ちいい」くらいの負荷を目指します。

最初は、大雑把に、徐々にミリ単位で調整していきます。

反動をつけて、一気に伸ばそうとすると、かえって力が入り、緊張します。

身体の声を聞きながら、反動をつけずになるべくゆっくり丁寧に伸ばしていきましょう。

ポーズをキープしていると、「痛気持ちいいポイント」も、変わってきます。余裕ができて、ラクになったら深め、いきすぎたら戻しながら、感覚を通して自分の身体と対話していきましょう。

コツ2 beingモード

ポーズの後半は、「beingモード」に切り替えて、呼吸を通してポーズの感覚を味わっていきましょう。

「beingモード」とは、ただここに存在するだけのモードのこと。

ある程度伸ばしたら、何かを「する」モードから、何もしないでただ「感じる」モードに切り替えてその感覚と静かに向き合います。

なぜモードの切り替えが大切かというと、ポーズの最初のほうは、自分の意志の力で伸びますが、ある程度いったらそれ以上は伸びなくなるからです。

自分の意志では変えられないものを、「doingモード」で思いどおりにしようとするとき、心と身体に緊張が生まれます。

なので、ある程度いったら、「beingモード」に切り替えて、思いどおりにしようとする気持ちも手放します。

「もっともっと！」という気持ちを手放して、すでに伸びている感覚に耳を傾けていることだけに専念していきましょう。「変えようとするモード」から「理解するモード」に切り替えるイメージです。

脳を受信専用に切り替えて、今、内側で起こっていることをただ見守っていくと、表面の力が抜けて、結果としてポーズが深まっていきます。

コツ3　ありのまま観る

「beingモード」を別の切り口から表現すると、ありのまま観ること。

通常は、不快な感覚や感情が湧いたとき、それを変えようとしたり、抑え込もうとしたりします。

ですが、「ねるヨガ」では、感覚を変えようともせず、また無視したりもせずに、あるがままに見つめていきます。

意識のスポットライトで内側を照らすイメージで、起こっていることを興味深く観察していきましょう。

その感覚は身体のどのあたりにあるでしょうか？

それはどんな感覚でしょうか？

マインドフルに内側を見つめながら、その場所を特定していきます。


ときには痛みやしびれる感覚が湧き上がってくることもあるでしょう。

そんなときは、ポーズで伸びている部位と呼吸がつながっているようなイメージも有効です。その感覚と一緒に呼吸するようなイメージで、呼吸を通して、その感覚とつながっていきましょう。

普段は意識に上っていないような微細な感覚や向き合いたくない不快感に対しても、優しい眼差しを向けていきましょう。

不快な感覚に反応せず、好奇心と優しさを身体に向け観察すると、痛みが生じている部位、強さ、質感、変化している様子を目撃することができます。

コツ4　ゆだねる

ねるヨガは、ゆだねるヨガ。能動的に伸ばしたら、伸ばそうとするのをやめて、抵抗を手放して、ゆだねていきましょう。

ゆだねるには、身体の無意識の緊張や抵抗に気づくことが大切です。

肩や眉間、顔まわりで緊張しているところはありますか？

腰のあたりに痛みはありませんか？

もし緊張しているところに気づいたら、吐く息で手放していきましょう。声を出して、口からため息を吐いてもいいでしょう。少しでも無理をしていることに気づいたらクッションやラグを入れて、それにもたれかかるようにしましょう。

とくにねるヨガ(陰ヨガ)は、ポーズのホールド時間が長く、3～5分間ほどキープします。そのため、辛い姿勢だとキープするのが難しくなります。

辛くなったら無理せず、枕やクッション、ブランケットなどを積極的に使いましょう。道具を使って過剰な負荷を軽減することで、無意識の緊張や抵抗が緩み、ポーズの刺激が深部に届きやすくなるのです。

長時間ポーズをキープしたときは、**ポーズを終えるときも、できるだけゆっくりと戻します。**

しびれるような感覚がある場合は、自由に動いてから、気のめぐりを味わっていきます。ポーズが終了したら、全身の力を抜いて、余韻を味わいましょう。

最初はなかなか力が抜けない方も、「ねるヨガ」を通して、ゆだねる練習をすることで、徐々に、リラックスできるようになります。何度も何度も繰り返していくと、緩むまでの時間も早くなります。

コツ5　正しく、完璧にやろうとしない

ポーズが完璧にできなくても、身体が硬くても大丈夫です。

できないポーズがあってもかまいません。正しく、完璧にやろうとしないで、あくまで、心身ともにラクにできる範囲で行うことが大切です。

ポーズの形にこだわり、急速に結果を出そうとすると、心は不安定になり、身体を痛めてしまいます。自分の理想や他人との比較も必要ありません。

ヨガをやって心が乱れ、身体を痛めてしまっては、本末転倒です。

「もっとこうなったらいいのに」とか、「なぜこれができないんだ」などと、自分を正そうとしたり、責めたりしていることに気づいたら、そんな自分に思いやりを向けてください。

自分にとってちょうどいいポイント、負荷を見つけ、その感覚に気づいているなら、それでOKです。

柔軟性も体格も人それぞれ違います。骨格によっても、できるポーズとできないポーズがあったりします。本書で紹介するポーズが、あなたに適していない場合もあります。身体が柔らかい人は心地よいと感じるポーズでも、身体が硬い人には痛いと感じたりします。

感じ方も人それぞれです。また誰しも左右差があるので、右と左で感じ方が違ったりします。

歪みやコワバリ、できないことに気づいたときも、自分を責めたり、落ち込んだりする必要はありません。あくまで、感じること、気づくことに重きを置いてください。大切なのは、どう見えるかではなく、どのように感じているかです。

以上、5つのコツを紹介しましたが、あなたはどれを意識したいですか？　人によって身体と心の癖は違うので、自分に必要だと思ったものをとくに意識して実践してみてください。

それではここから、ハートを聞き「呼吸をラクにする寝る前ヨガ」を8つ、股関節を緩める「体内浄化ポーズ」を7つ、背骨・腰まわりをゆるめる「おやすみヨガ」を7つ紹介していきます。

呼吸をラクにする
寝る前ヨガ

1 子犬の休息（パピーレスト）

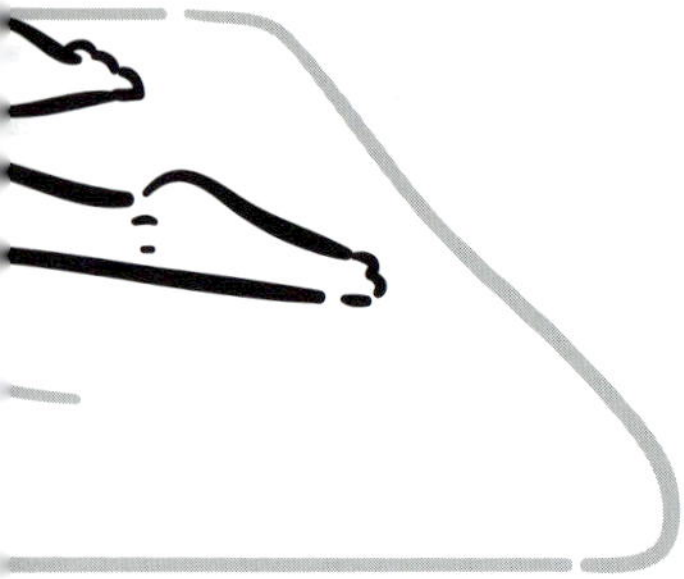

このヨガのステップ

❶ うつぶせになる
❷ 左手で床を押して、右の手の平を上向きにして脇の下に差し込む
❸ 左手はラクな位置。肘を曲げて手枕にするか、前方にまっすぐ伸ばす
❹ 痛気持ちいいところを見つけて、力を抜いて重力にゆだねる
❺ この状態で、2〜3分静止し、その感覚を観察する
❻ 終わったら逆側も同様に行う

POINT

肩関節を伸ばし二の腕のコリに
体重を乗せ、重力にゆだねる

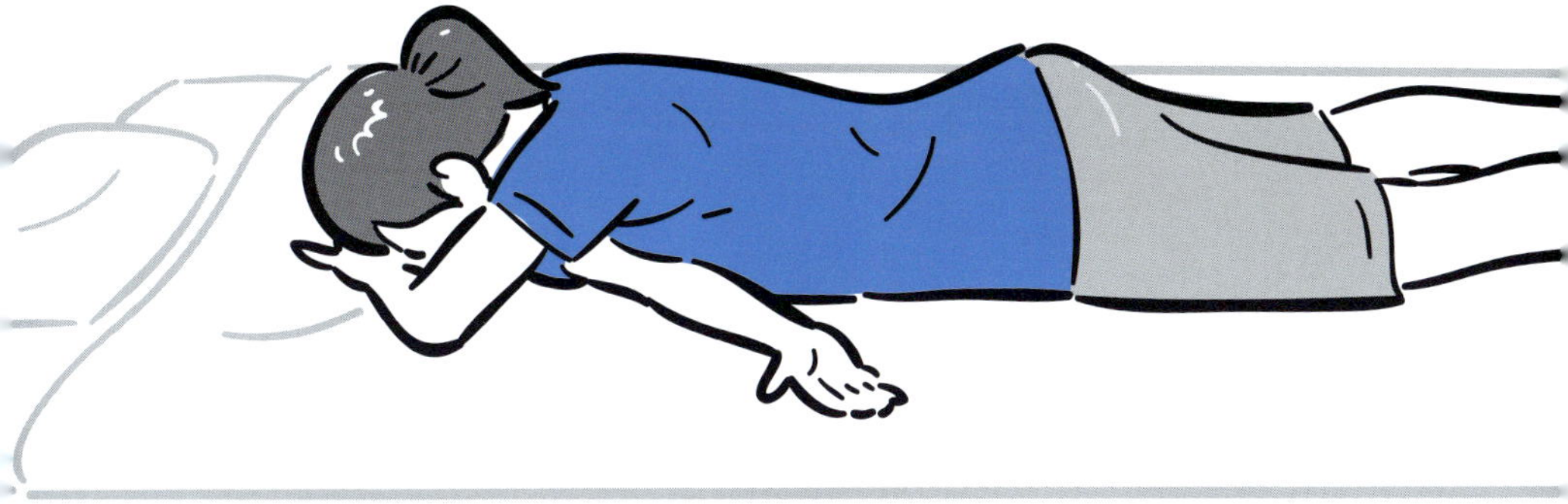

最初に、呼吸をラクにするヨガをご紹介していきます。

自分の体重を使って肩甲骨や腕のコワバリを緩める最もシンプルなポーズ。腕を挟んでただ寝るだけですが、どこに体重をかけるかでポーズの刺激がかなり変わってきます。

伸ばしている手の平は上向きにして、もう一方の手の甲におでこを置いて手枕にします。

余裕があれば頭の向こう側に伸ばして脇の方に体重をのせて、床に近づけてもよいでしょう。

さらに深めたい方は、両腕をクロスさせると左右の肩と腕を同時に伸ばすことができます。


ポーズの後半は、伸ばそうとする意識も手放して、ただ感覚を観察します。無意識の抵抗に気づいたら息を吐いて手放していきましょう。力を抜いて重力にゆだねることでポーズが深まっていきます。

デスクワーク、ストレスで緊張した肩や腕にオススメのポーズです。

呼吸をラクにする
寝る前ヨガ

2

子供のポーズde合掌

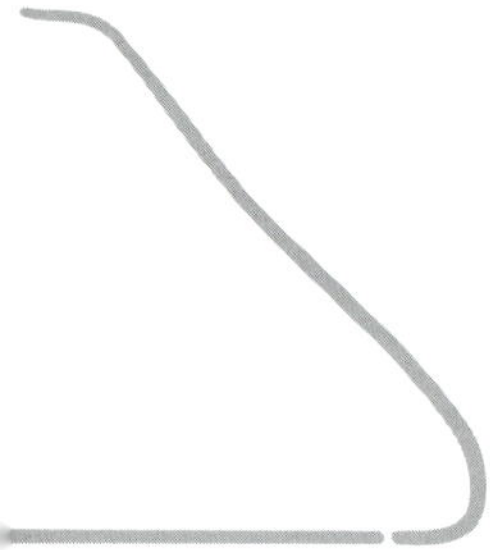

このヨガのステップ

1. 正座で座り、上体を前に倒す
2. 手の平を前に伸ばし、おでこを床につけ頭の上で合掌
3. 余裕があれば肘を遠ざけて肩関節や脇を伸ばす
4. 1〜2分静止し、その感覚を観察する
5. 手で床を押しながらゆっくりと起きて正座に戻る

POINT

腕を斜め前に滑らせて
肘で床を押し、
肩甲骨を引きはがすイメージで

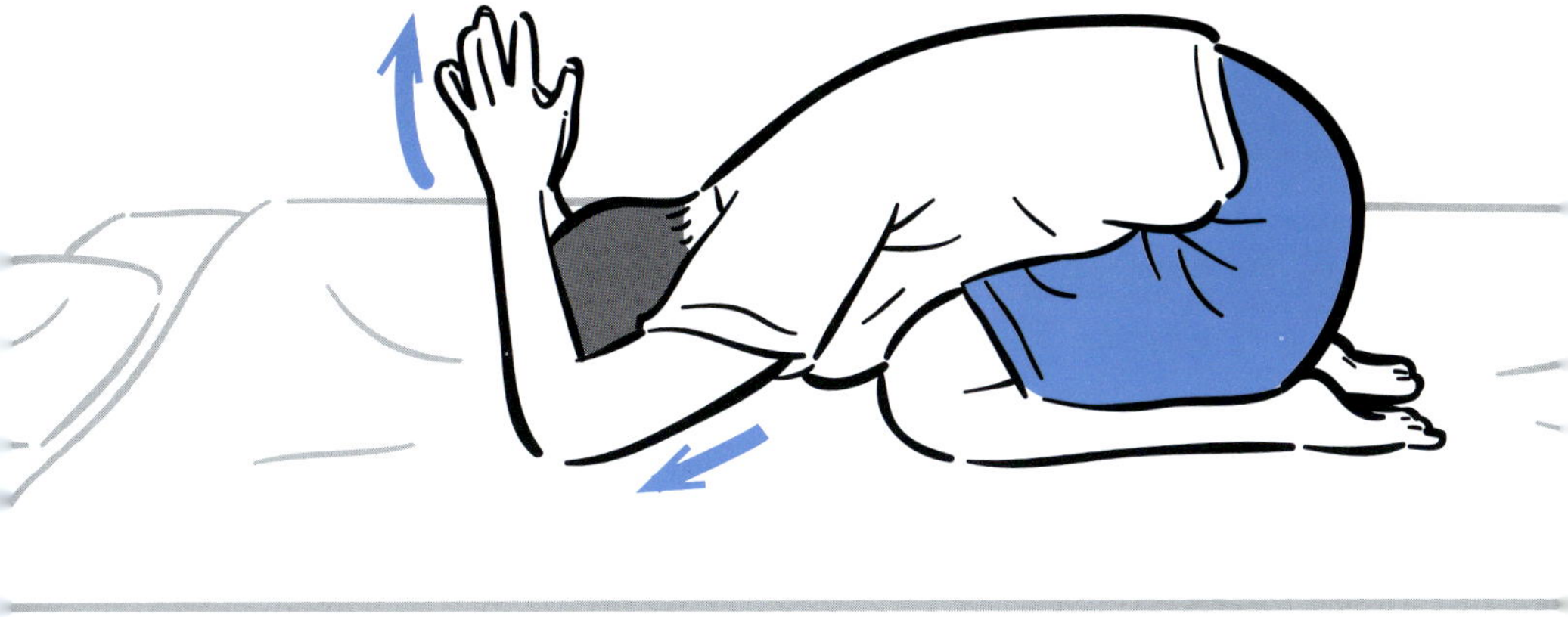

代表的な座位のリラックスポーズ、子供のポーズの合掌バージョンです。

お尻はかかとに落とします。ひざが辛い場合は、お尻の下かお腹の下にクッションやラグを入れて高さを出しましょう。背面を前後左右に広げるイメージで、腰を気持ちよく伸ばしていきます。首の力は完全に抜きます。

頭が床につかないときは手の平を軽く握って、握りこぶしを2つ重ねて、その上におでこを乗せて頭を休めます。

余裕があれば、イラストのようにおでこを床につけ手の平を頭上で合わせていきます。

合掌の角度や、左右の肘の位置によって負荷が変わります。

肘で床を押して肩甲骨を引きはがすようなイメージで背中を広げると、肩や肩甲骨の後ろ側についている奥の筋肉を伸ばすことができます。

肘の位置を頭の向こう側に遠ざけたり、幅を変えたり、いろいろ試してちょうどいいポイントを見つけましょう。

呼吸をラクにする
寝る前ヨガ

3 ねじった子供のポーズ

このヨガのステップ

1. ひざを開いた正座で座り、上体を前に倒す
2. 骨盤の向きを保ったまま上半身をねじる
3. 左の肩を床につけ、腕はリラックスして伸ばす（手の平は上向き）
4. 上になっている右腕は腰の後ろへ回す
5. 余裕があれば、左内ももに右手をひっかけてねじりを深め、1〜2分静止
6. 逆側も同様に行う

POINT

骨盤の向きを保ったまま
胸の力を抜いて上半身をねじる

前屈して腰をねじるポーズです。開いたひざの間に上体を沈めることで、前屈が深まり股関節が広がりやすくなります。さらに肩を入れてひねりを加えることで、肩関節と腰まわりに効かせることができます。

子犬の休息のときと同じで、下の腕は伸ばして手の平を上向きにして、自重で肩と腕をストレッチしていきます。

上側の手はぐるっと背中に回して、余裕があれば手の平で太ももを押します。手の平で太ももを押すことで、さらにねじりが深まり、胸が広がります。

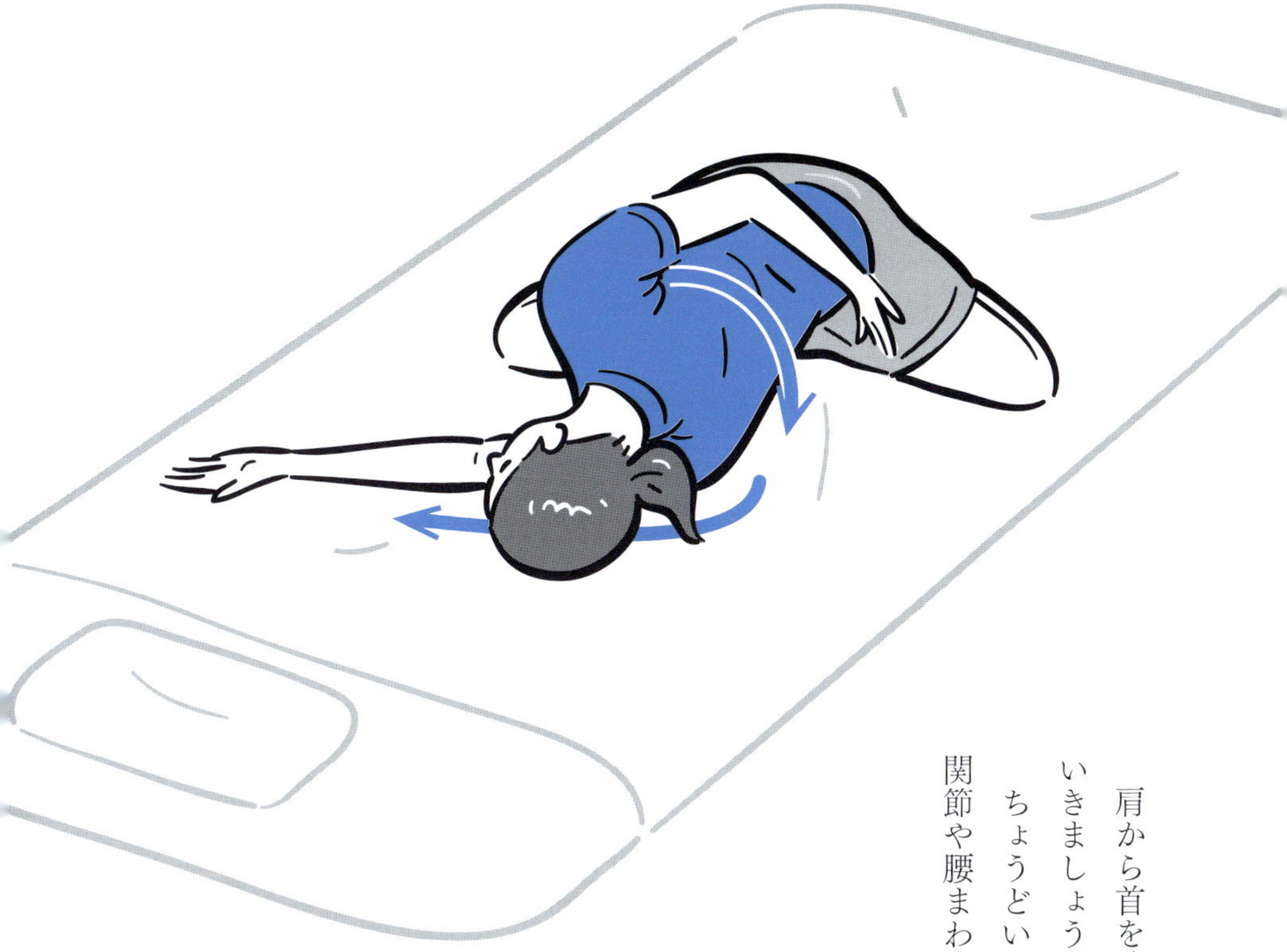

肩から首を遠ざけ、上半身の力を抜き、重力にゆだねていきましょう。
ちょうどいいポイントを見つけたら、肩関節の刺激、股関節や腰まわりの感覚をありのまま観察していきましょう。

呼吸をラクにする
寝る前ヨガ

4 クオータードッグ

このヨガのステップ

1. 太ももは床から垂直にして、四つん這いになる
2. 右肩の真下に右肘をついてから右腕を前方へ伸ばしていき上半身を床に近づける
3. 左の手の甲におでこを乗せ、胸を床に近づけて落とす
4. 胸が開き、背中が緩むのを感じながら1〜2分キープ
5. 逆側も同様に行う

POINT

首の後ろをつぶさないように
穏やかな流れをつくる

犬が伸びをしているような姿勢で、肩や胸、腰を伸ばします。

片方ずつ行うことで脇腹をしっかり伸ばすことができます。

手の平は、下向きかチョップにして伸ばします。ひざは90度くらいに曲げ、太ももは床から垂直にします。

頭の位置は、おでこを下にしても、耳を床につけてもかまいません。

余裕があれば両腕を前に伸ばしていきましょう。両脇を気持ちよく伸ばし、胸、おでこ(余裕があればあご)を床につけていきます。

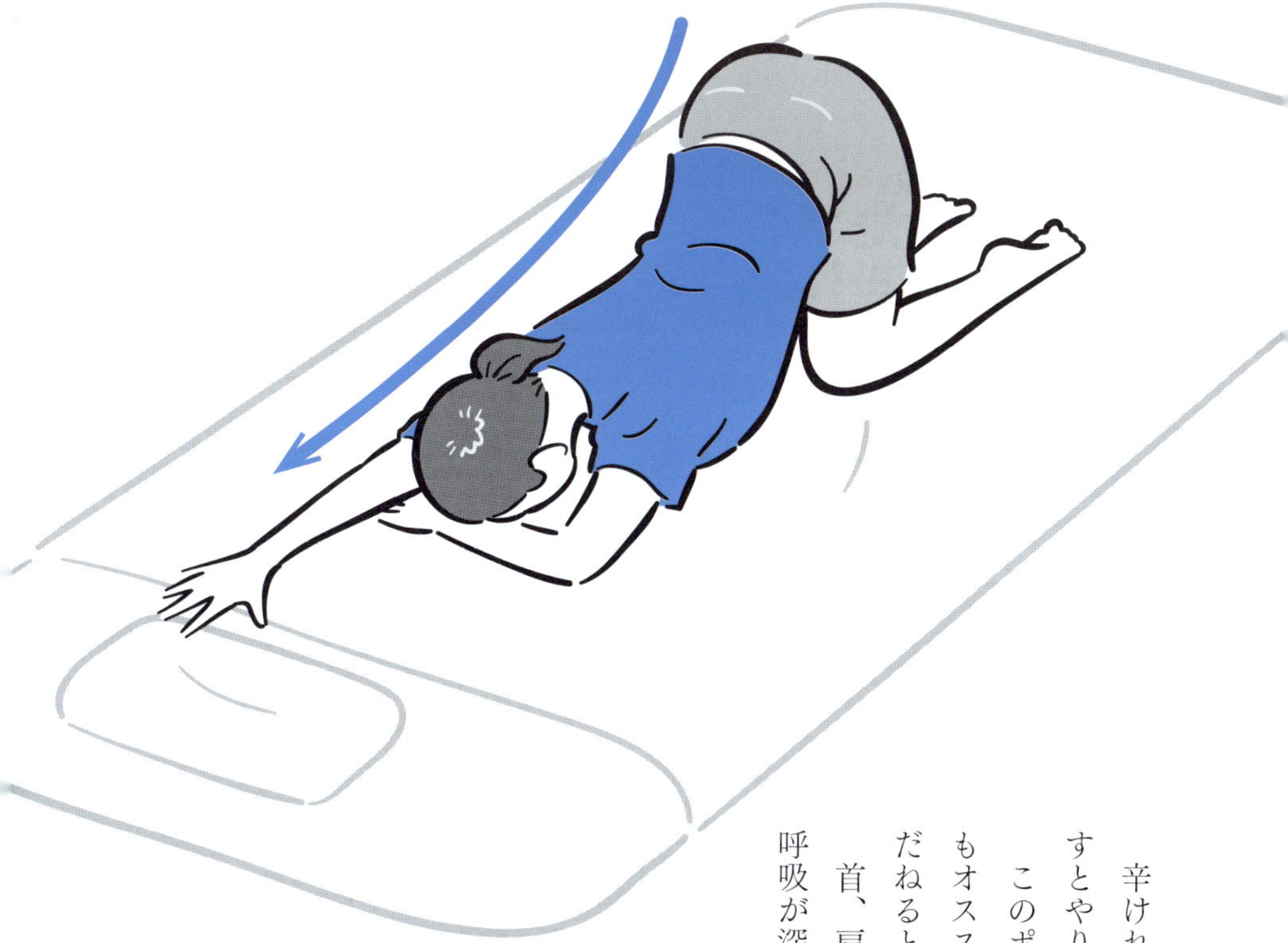

辛ければ、胸や腹の下にブランケットを敷いて高さを出すとやりやすくなります。

このポーズはパソコンやスマホで肩こりを感じたときにもオススメです。深い呼吸を繰り返しながら重力に身をゆだねると、肩甲骨や腰が気持ちよく伸ばされていきます。

首、肩だけでなく、胸やお腹もストレッチされるので、呼吸が深くなり、胃腸の調子もよくなります。

5 うさぎのポーズ

①完成形

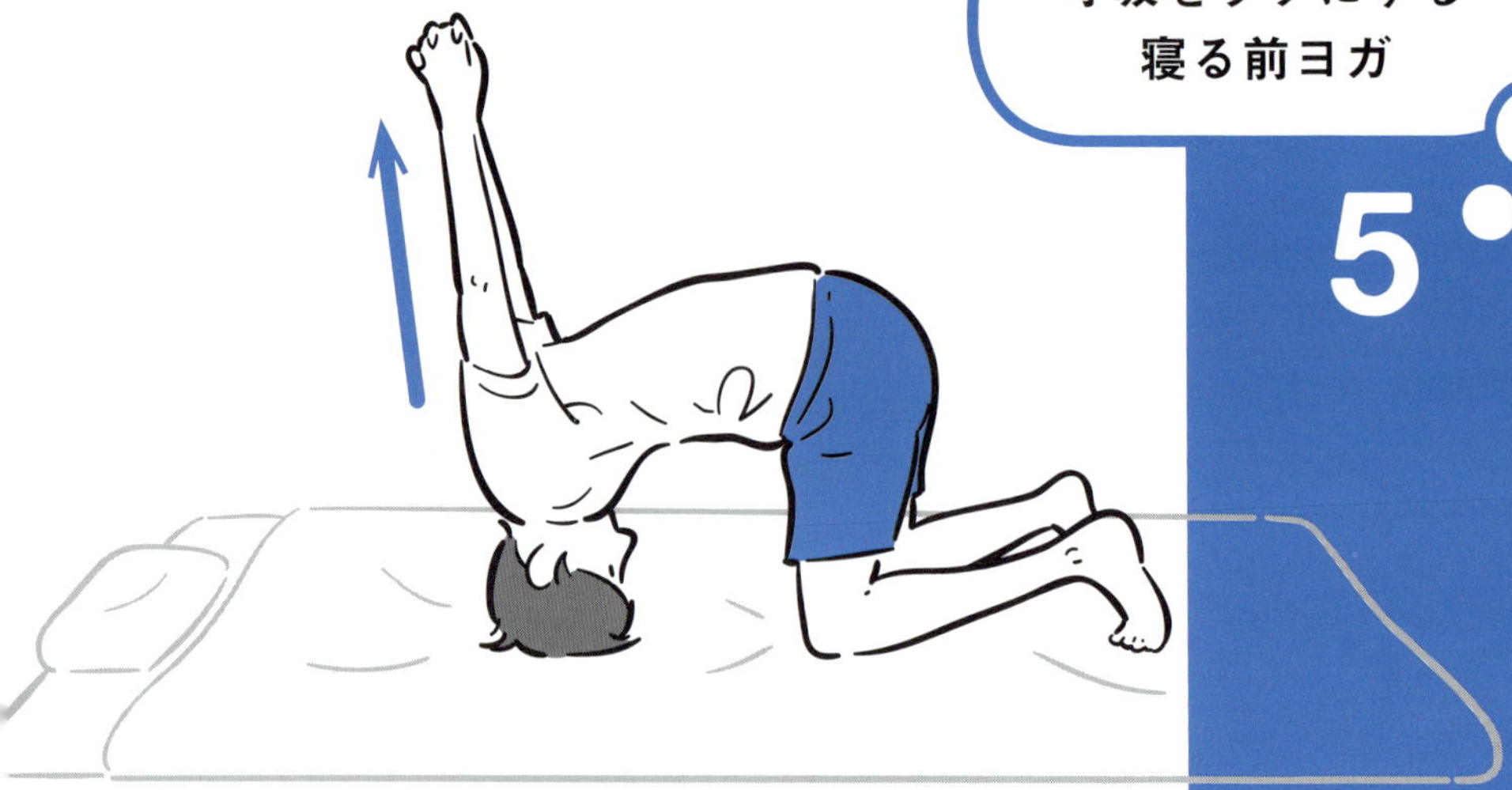

このヨガのステップ

❶ 四つん這いになり、手と手の間に頭頂部をつける
❷ 手でサポートしながら頭頂部を床に押しつける
❸ 余裕があれば、両腕を後ろで組み、天井方向へ伸ばす
❹ 頭頂の刺激を感じながら深呼吸を30秒ほど繰り返す
❺ 両腕を下ろし、ゆっくりと元の姿勢に戻る

POINT

首や血圧に問題のある人は
ムリせずゆっくり行う

②これでもOK

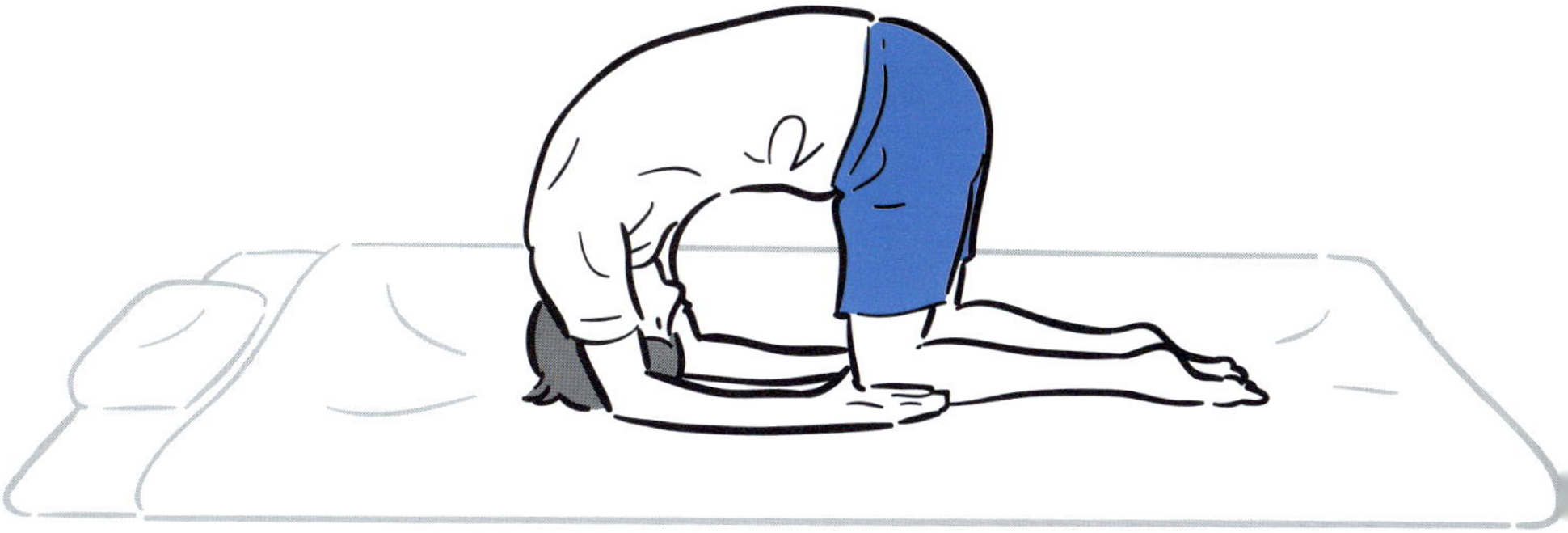

上半身を逆転させ、頭頂にあるツボを刺激しながら、両手を上に伸ばすポーズ。

頭頂部にある「百会」のツボを床に押し当てて刺激することで、気持ちが落ち着きます。とくに就寝前に行うことで、良質な睡眠につながります。

余裕があれば、両腕をうさぎの耳のようにまっすぐに上げていきます。①のように肩甲骨を肋骨から引き離すイメージで腕を組み、真ん中に引き寄せてから、まっすぐ上にあげていきます。下腹部も天井に向かって引き上げます。

首に負担のかかるポーズなので、痛みを感じる場合、無理に腕を上げなくてもＯＫです。手を床についたままお尻をゆっくりと持ち上げ頭頂を床に軽く押し付けるだけでもかまいません。

手で首への負荷を調整しながら、頭頂の感覚を観察します。戻るときもゆっくり戻り、余韻を味わいましょう。

呼吸をラクにする
寝る前ヨガ

6 仰向けdeハーフナマステ

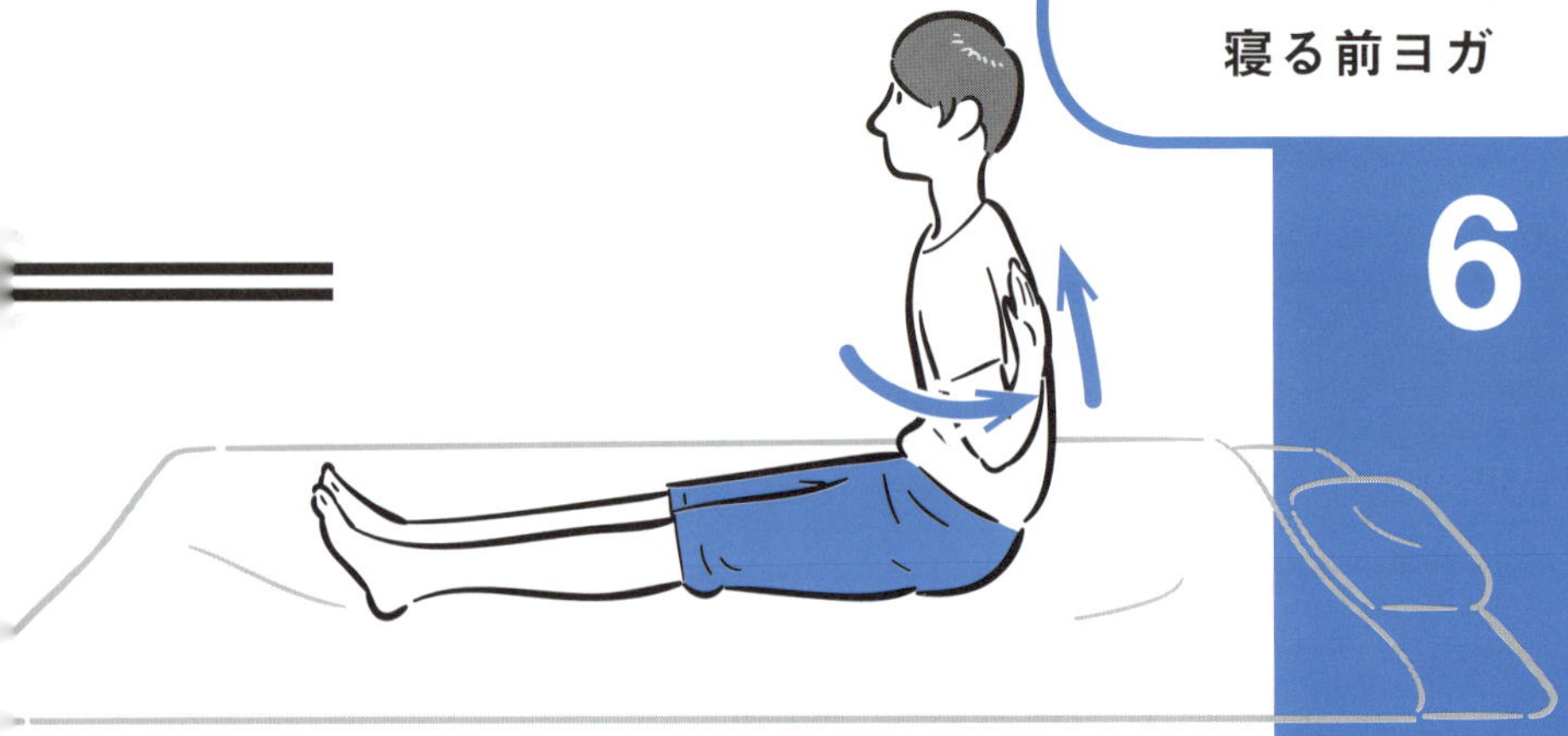

このヨガのステップ

❶ ラクな姿勢で座る
❷ 左手を腰から背中に回し、手の甲を肩甲骨の間に当てる
❸ 左肘は体の真横に寄せ、指先はできるだけ上へ
❹ 右手で体を支えながらゆっくり床の上に仰向けになる
❺ 痛みのない範囲で、左手に体重を乗せ2～3分キープする
❻ 終わったら逆側も同様に行う

POINT

二の腕の内側を外に向かって
回転させると
手の甲の位置が上にあがりやすい

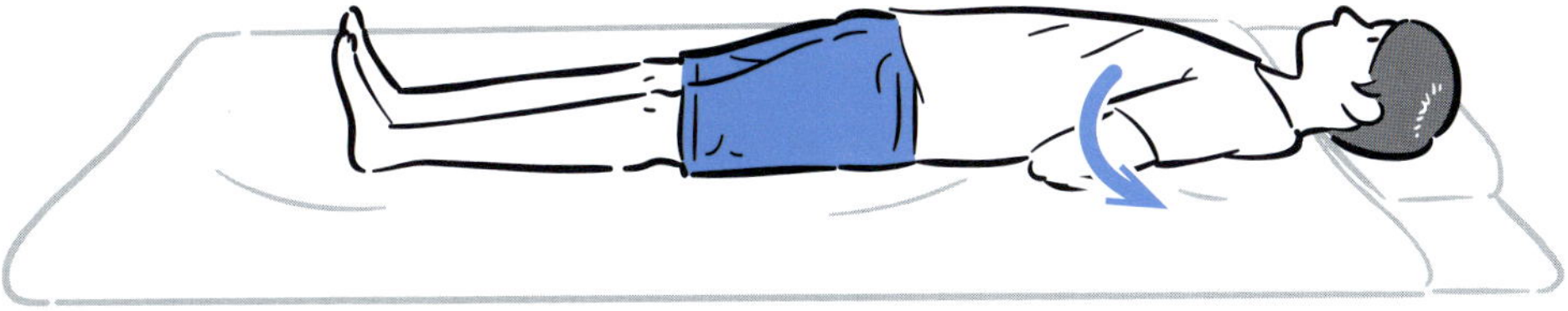

肩まわりの歪みを解消し呼吸がラクになるポーズ。

両足を伸ばして座り、手の甲を背中に当てます。余裕があればイラストの矢印のようにその位置を上にあげていきましょう。

二の腕の内側を外に向かって回転させるようにすると、手の甲が上にあがりやすくなります。

手の甲を背中の上に持っていくのが難しい場合は、手の甲を腰のあたりに当てるだけで大丈夫です。

肩や顔の力は抜いて背中は丸めず胸を開いていきます。

足の位置は自由です。好みで立てひざにしたり、足の裏と裏を合わせてもかまいません。

左右の偏りに気づいたら、苦手なほうを長めに行ってもいいでしょう。二の腕、肩甲骨が刺激されるのを感じましょう。

呼吸をラクにする
寝る前ヨガ

7

太鼓橋のポーズ

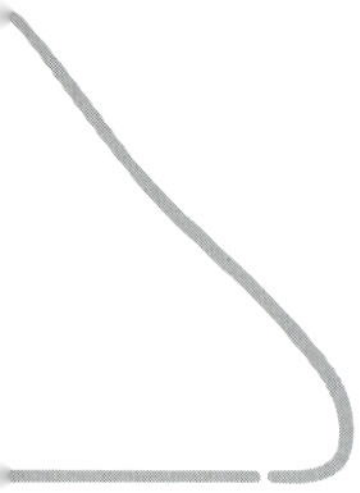

このヨガのステップ

1. 仰向けになり、足を腰幅くらいに開いて両ひざを立てる
2. 手はお尻の横あたりで手の平を下に
3. 腰を持ち上げ、両肩を軽く寄せ、手を背中の下で握り合わせる
4. 握った手は耳から穏やかに遠ざけ、床にしっかりと押しつける
5. この姿勢で30秒ほど深呼吸を行う
6. 組んだ両手を解いて背骨をひとつずつ床に下ろす

POINT
そるというよりも上下に伸びる意識。
腹圧で腰を伸ばすと
胸が開きやすくなる

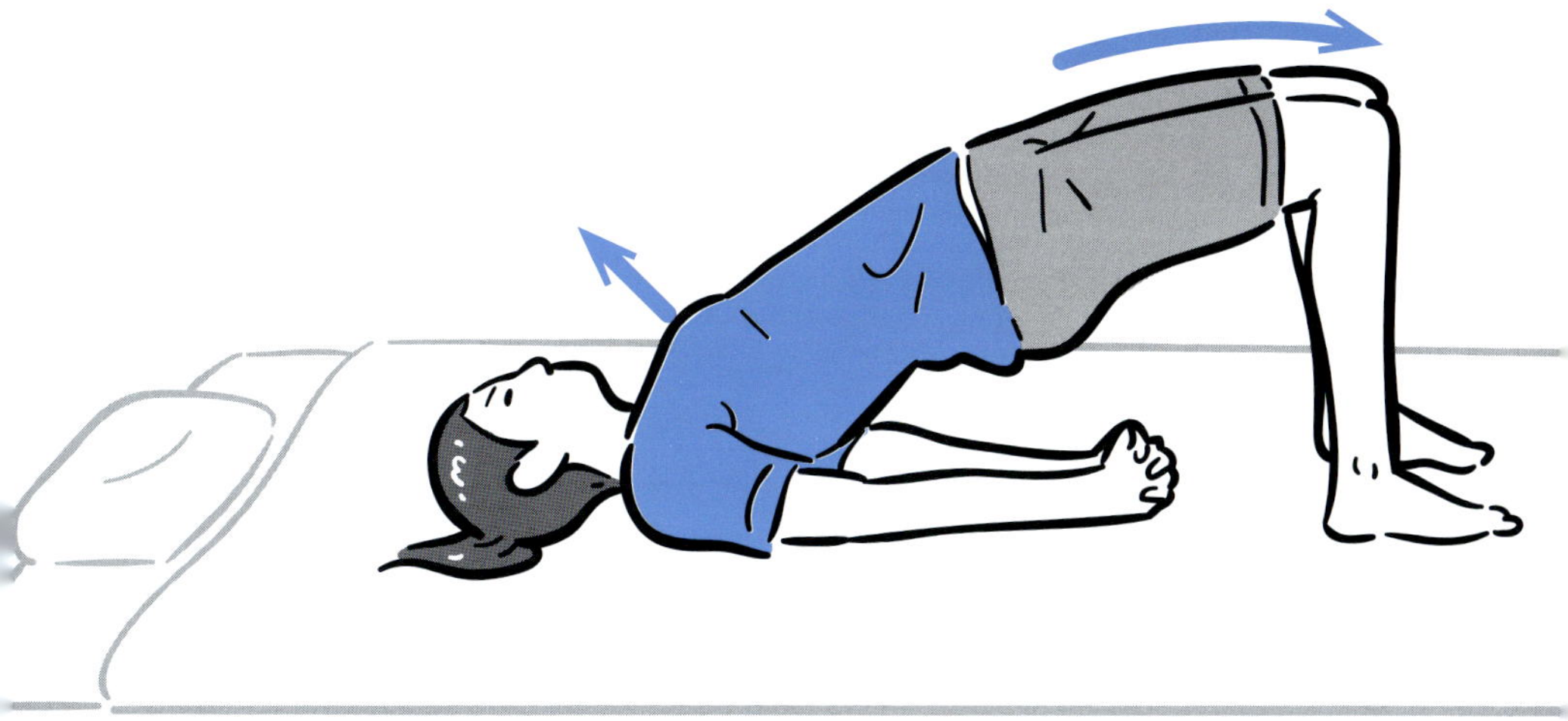

太鼓橋のようにそる後屈のポーズです。後屈のポーズはそるというよりも伸びる意識が大切です。そる意識が強すぎると、足幅が広がりがちになります。

ひざの幅は腰幅程度。ひざが開きすぎないように太ももの内側を引き締め、土踏まずを引き上げ、足裏で床を押していきます。

イラストの矢印のように両ひざが前方に伸びていく意識を持つと、外に広がりにくくなります。

さらに足だけでなく、腕でもしっかり床を押して腰を伸ばします。腰の高さを保てない場合は、手で腰を支えてそる角度を調整し、余裕があれば、手を中央で握って左右の肩甲骨を寄せて胸を開きます。少し辛いところまで追い込んで、30秒ほどキープして呼吸を味わいましょう。

このポーズを行うことで、背面にゆったりとした空間が生まれ、呼吸が深くなり、猫背が矯正され、緊張や疲れをリセットすることができます。パソコンやスマホをよく使う方や、バストアップ効果も期待できるので女性にオススメです。

①完成形

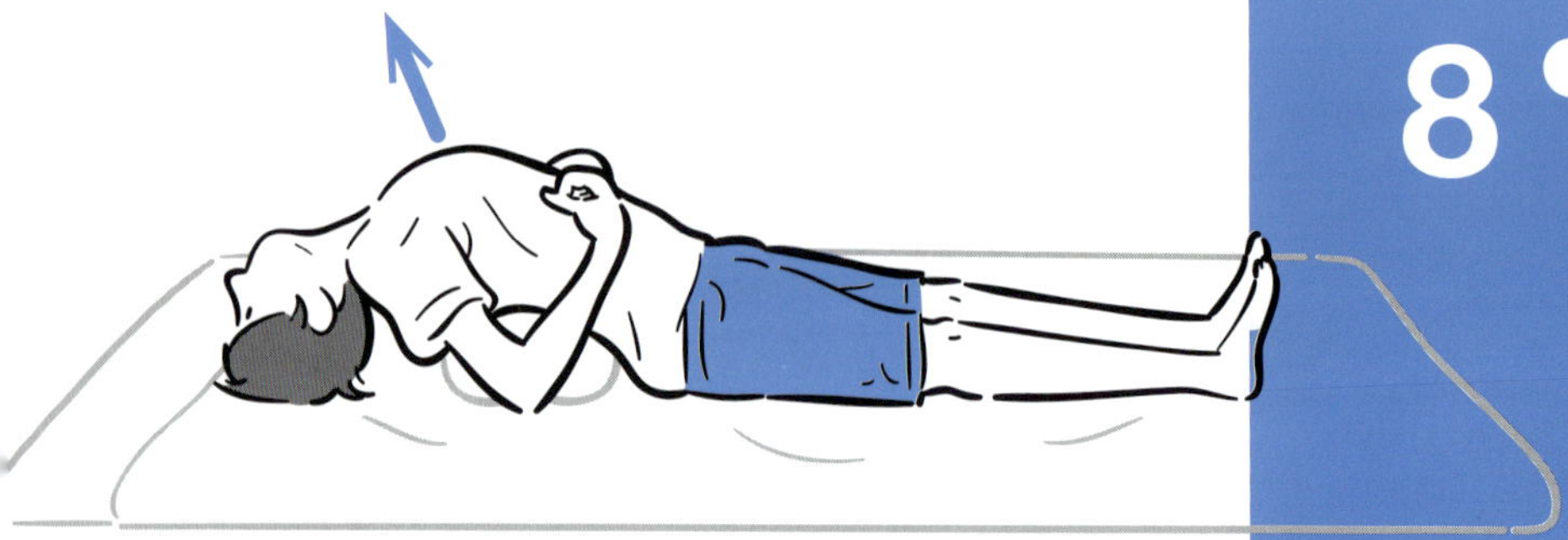

呼吸をラクにする
寝る前ヨガ

8

魚のポーズ

このヨガのステップ

1. 両足を揃えて仰向けになり、親指を中にした握りこぶしをつくる
2. 脇を締め肘で床を押し、胸を天井へ突き上げて、後頭部か頭頂部を床につける
3. 足指のつけ根を押し出して姿勢を安定させたら、30秒ほど深呼吸を行う
4. 曲げている肘で体重を支えながら、頭を解放し、ゆっくりと背中を床につける

POINT

首の調子が悪い人は
無理のない範囲で。
ポーズをとくときはゆっくり

②これでも OK

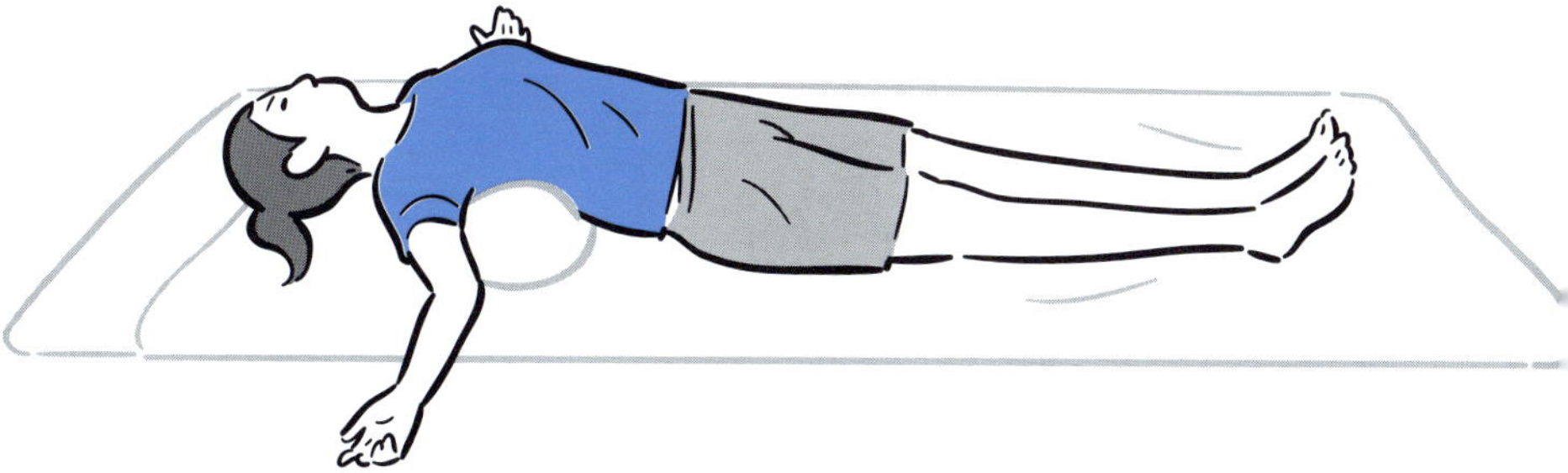

肘で床を押して、喉と胸を内側から放射状に開くポーズです。下腹部を軽く引き締め、腹筋と背筋、腕で体重を支えながら、胸を上に引き上げる意識を持ちます。すると、ポーズがとりやすくなり、首への負担を軽減できます。

首に違和感があるときや首が弱い人は、このポーズは行わないほうがいいでしょう。

①のイラストでは握りこぶしをつくっていますが、手の平全体をお尻の下に入れて、肘で床を押し胸をそらせてもかまいません。

足先は揃えて伸ばし、左右の太ももを内側に回転（内旋）させるイメージで足先まで意識しましょう。

もしくは、②のように背中の下に枕やクッションを入れて、ただ横になるだけでもかまいません。

ゆったりとした呼吸を味わいながら、5～10分ほどキープします。喉と胸を内側から外側に開くイメージで呼吸を味わっていきましょう。呼吸が浅い人、不眠に悩む人は、就寝前にこのポーズを試してみてください。

眠る前の
体内浄化ポーズ

1

白鳥（スワン&スリーピングスワン）

①スワン

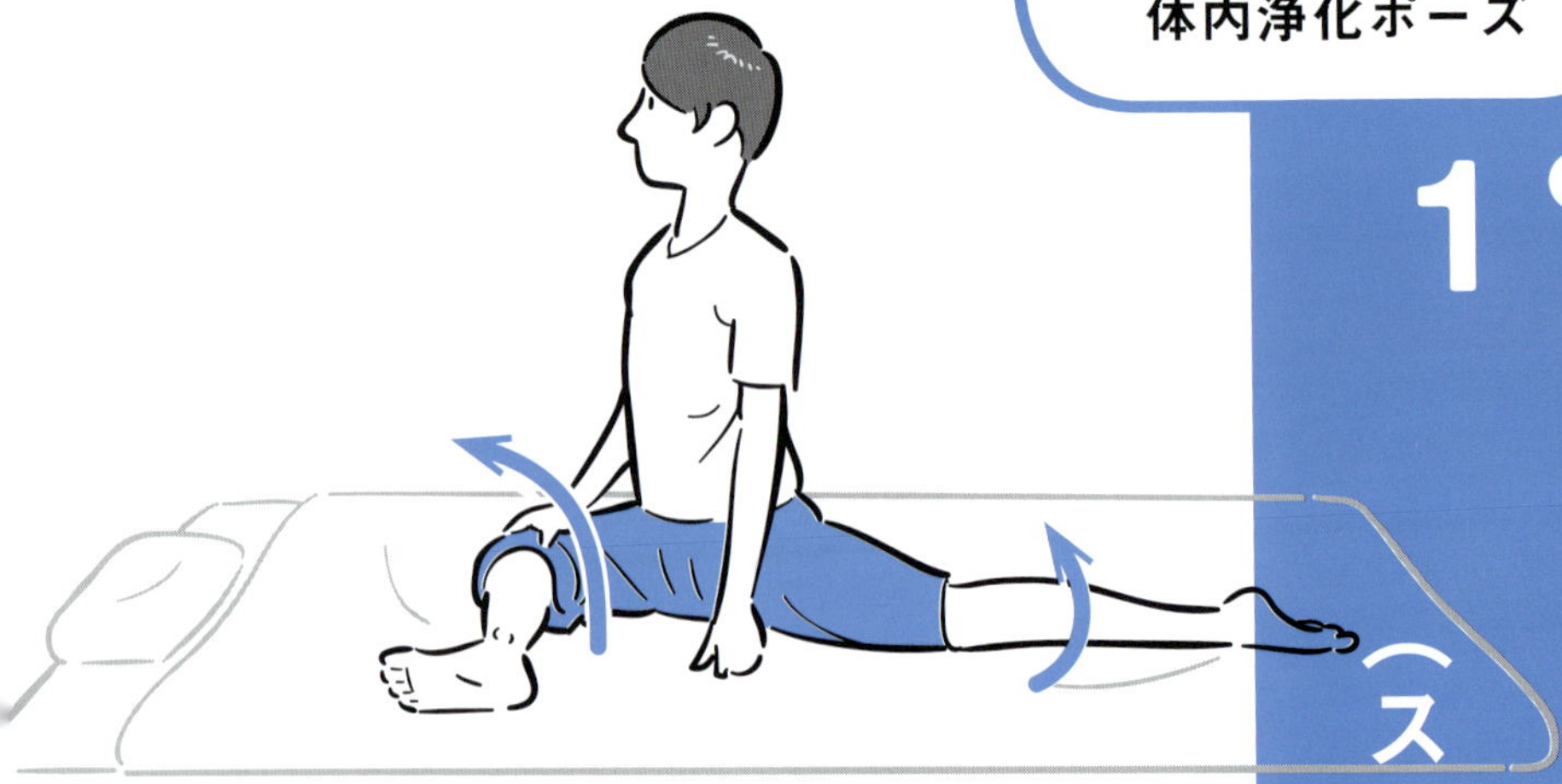

このヨガのステップ

❶ 四つん這いになる
❷ 右脚のひざを外側に倒して手と手の間に。左脚は後ろに伸ばす
❸ 右脚のひざの角度を変えながら、お尻の位置を調整する
❹ お尻を床に近づけ、腰を伸ばす
❺ 3〜5分間この姿勢を保つ
❻ 反対側も同様に行う

POINT
前のひざは曲げて、太ももは外旋。
後ろ足はまっすぐ後ろへ伸ばして
内旋する

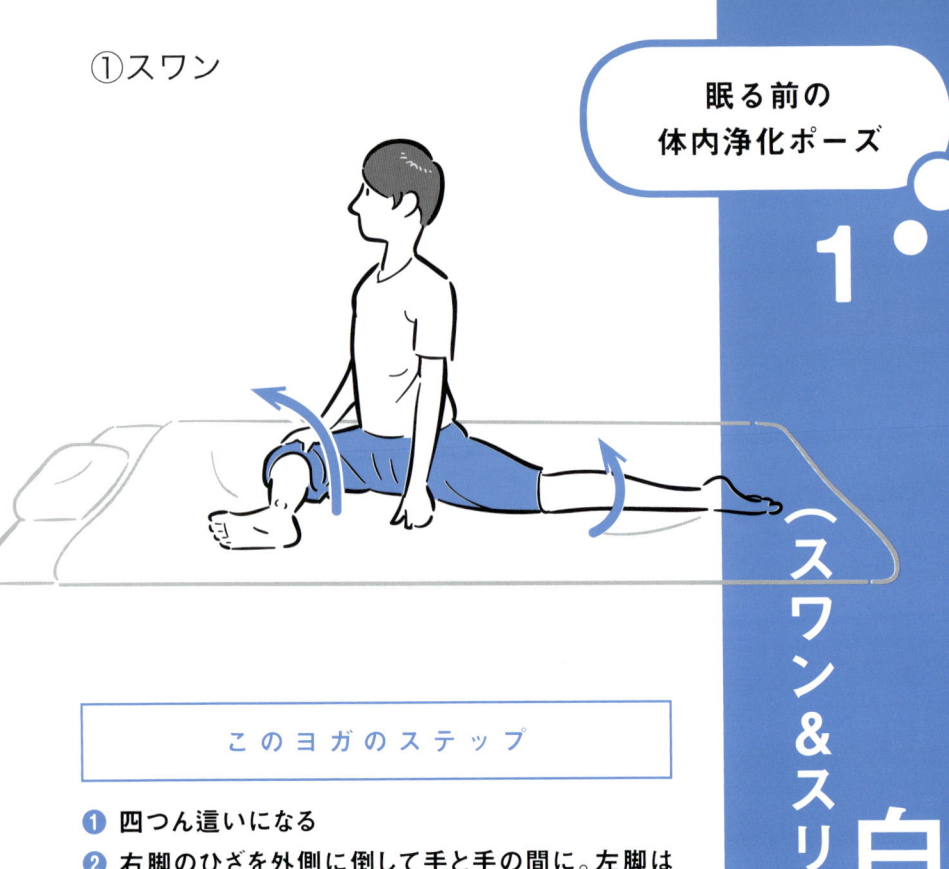

②スリーピングスワン

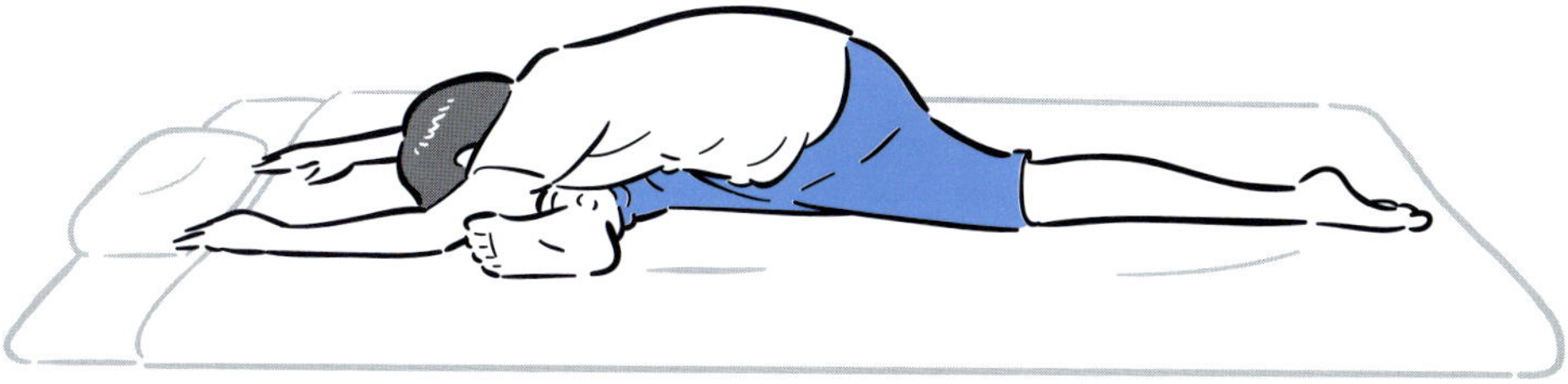

ここからは体内浄化のポーズを紹介します。

デスクワークが多い人は、お尻や腰にコリが溜まりがち。腰回りを緩めると、リラックスして眠くなります。

基本は骨盤をまっすぐに保ちお尻の高さを左右均等にしますが、心地よければ体の向きを左右どちらか好きなほうに倒してかまいません。必要があれば、お尻の下にブランケットを入れましょう。

①のように手で床を押して腰を伸ばして後屈すると白鳥。②のように前に倒れると眠った白鳥になります。

ひざの角度は、柔軟性が高い人であれば、真横方向を目指し、足首は90度にします。難しければひざを、斜め45度程度の位置にして、足首を伸ばしましょう。

前のひざは曲げて、太ももは外旋し、後ろ脚は内旋し、後ろへ伸ばします。後ろの脚をまっすぐに伸ばせない人は少しひざを曲げて横に流してもOKです。

お風呂上がりに行うのがとくにオススメのポーズです。

眠る前の
体内浄化ポーズ

2

とんぼ（ドラゴンフライ）

このヨガのステップ

1. 両足を前に伸ばし、骨盤を立てて座る
2. 無理のないところまで両足を開く
3. 股関節から体重を前へ移動させる
4. 背中、足の裏側が伸びていることを感じながら前屈
5. 両手は、心地よい位置に置き、3〜5分キープ

POINT
ひざを曲げ、
お腹の下にクッションを入れると、
力が抜けやすくなる

とんぼの羽のように足を開いて前屈することで、股関節、ハムストリング、背骨を緩めるポーズです。

骨盤を起こして、足を開いていきます。このとき、限界まで開脚する必要はありません。ほどよく伸びたところでその感覚を感じながら前屈します。

一生懸命力で伸ばそうとするよりも、脱力し、重力にゆだねることで自然と伸びていきます。

痛気持ちいいくらいのマイルドな刺激で長時間キープすることで、徐々に関節が緩んでいきます。

伸ばすモードから体の感覚を観察するモードに

①基本形

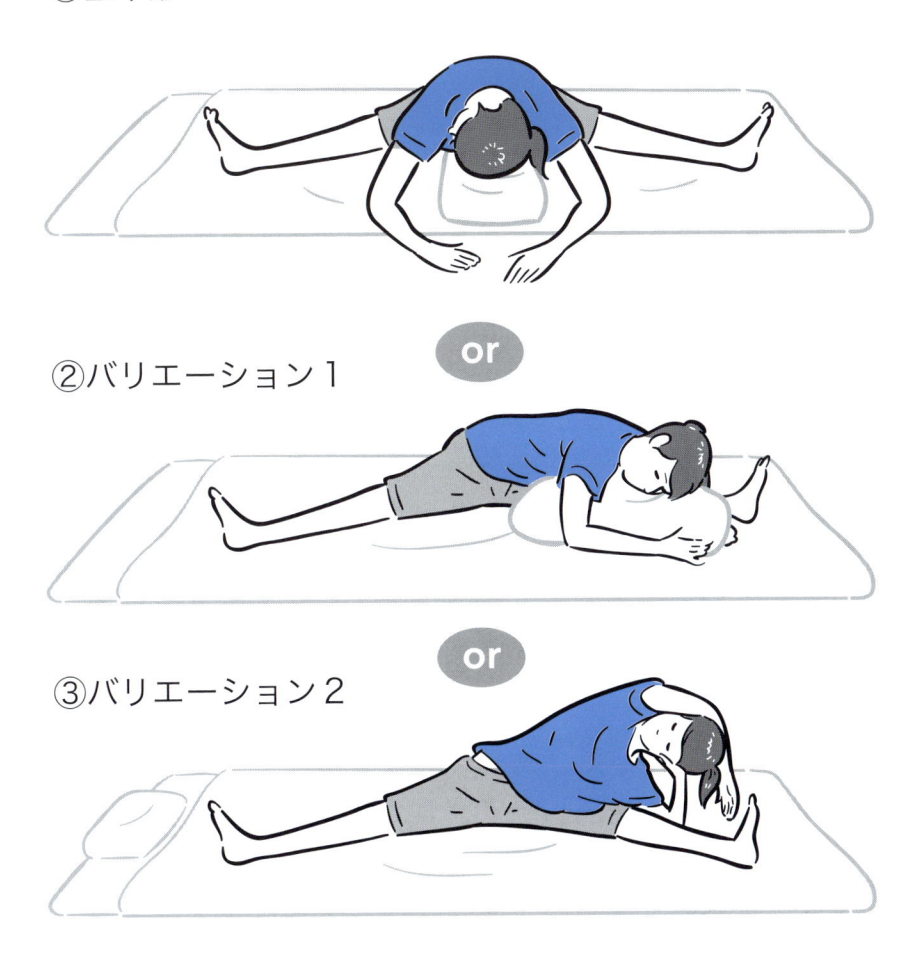

or

②バリエーション1

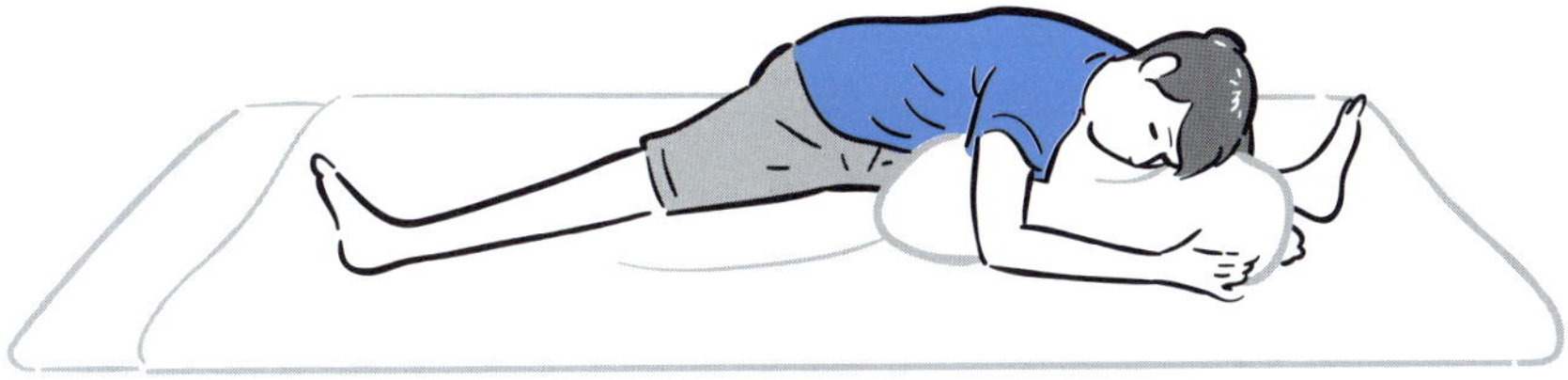

or

③バリエーション2

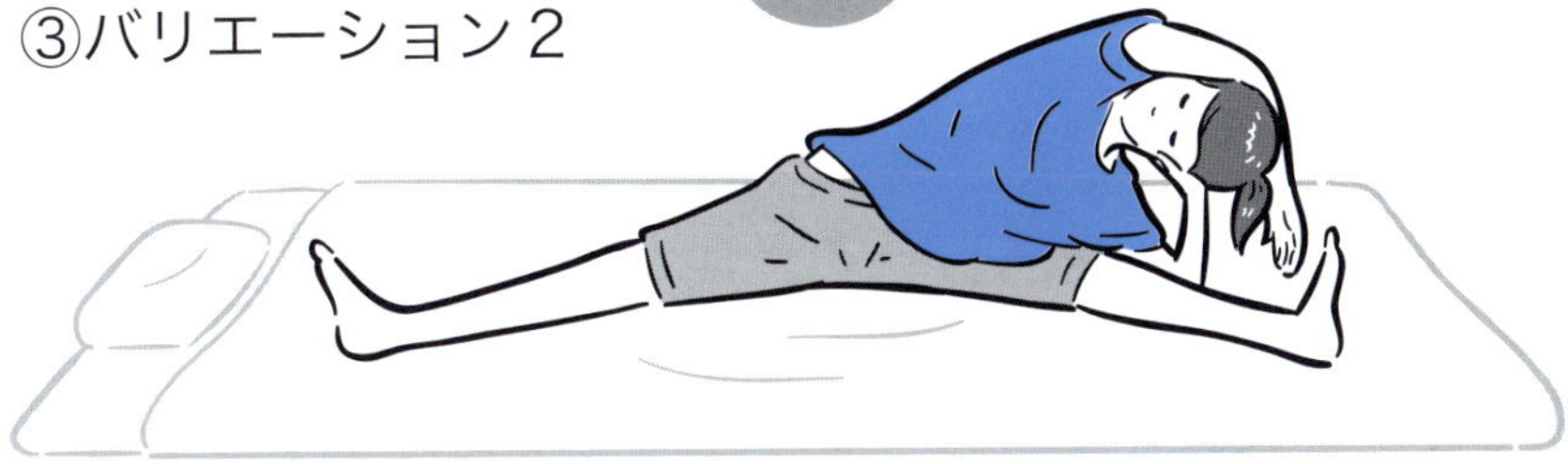

切り替えていきましょう。

また、好みで②のように斜め前屈したり、③のように体側をストレッチしてもいいでしょう。

お腹の下にブランケットやクッションを置いて上半身を預けると、余分な力が抜けて、自然と前屈が深まっていきます。

辛い人は、ひざを軽く曲げてもいいでしょう。ひざの下、またはお尻の下にブランケットを入れると前屈しやすくなります。

①バタフライ

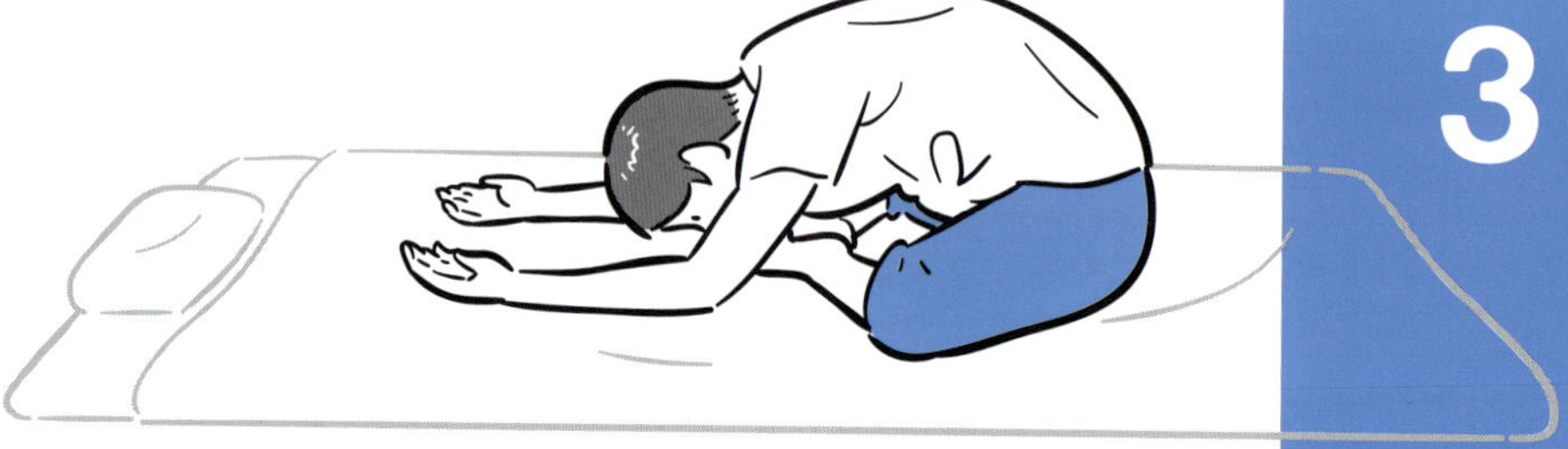

眠る前の
体内浄化ポーズ

3 蝶（バタフライ&ハーフバタフライ）

このヨガのステップ

❶ 両方のお尻を均等に床に下ろす
❷ 足の裏と裏を合わせて脚がひし形になるように座る
❸ 背中全体が伸びるように自然に前屈する
❹ 力を抜いて、3〜5分間ほどホールドする

POINT
ひざやお腹、頭の下に
クッションを入れ身体を預けて
上半身の力を抜く

②ハーフバタフライ

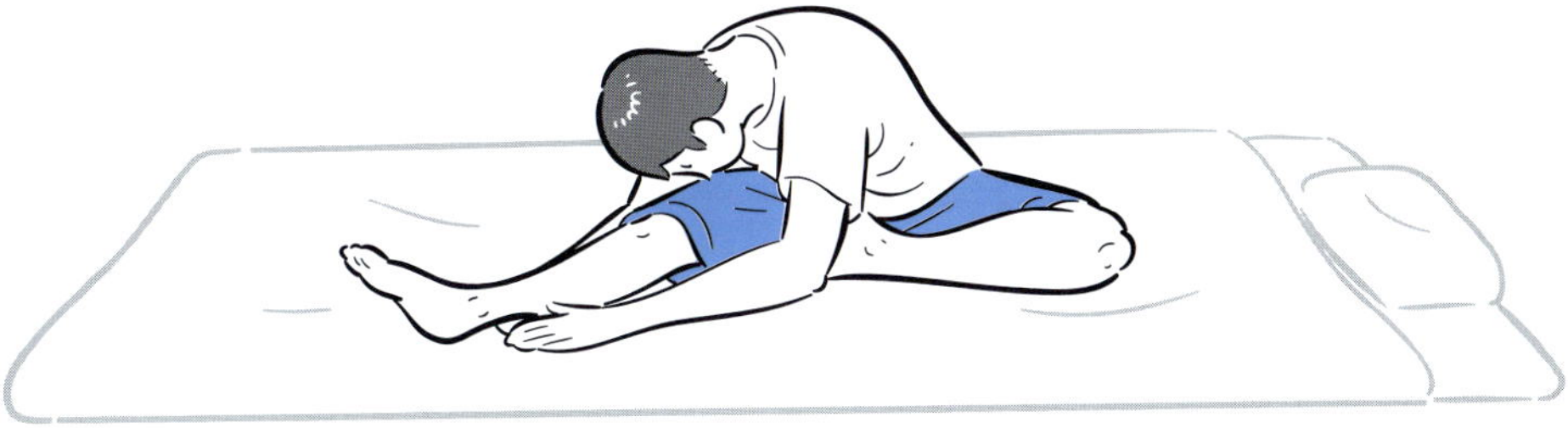

曲げた脚が蝶の羽のように見える、蝶（バタフライ）のポーズ。背中を丸め、肩、背中、脚の内側、首、すべて力を抜いて脱力することで、深部の筋肉や関節が緩んでいきます。

①のように左右の足の裏を合わせるのがバタフライ、②のように片足を伸ばすとハーフバタフライになります。

バタフライの基本は、足の上におでこがくるようなひし形ですが、日によって変えてもかまいません。

かかとと恥骨の距離によって、ポーズを効かせられる部位が変わってきます。

②のハーフバタフライでは片脚を伸ばしますが、ひざは曲がっても大丈夫です。ひざが浮きすぎる場合は、ひざの下にタオルやクッションを入れると安定します。

お腹や頭の下にクッションを入れて上半身を預けるとより力が抜けやすくなります。背骨と背骨の間の関節を緩めることで、腰椎の緊張も解けるので、腰痛の予防になります。

眠る前の
体内浄化ポーズ

4 くつひも（シューレース&ハーフシューレース）

①くつひも（シューレース）

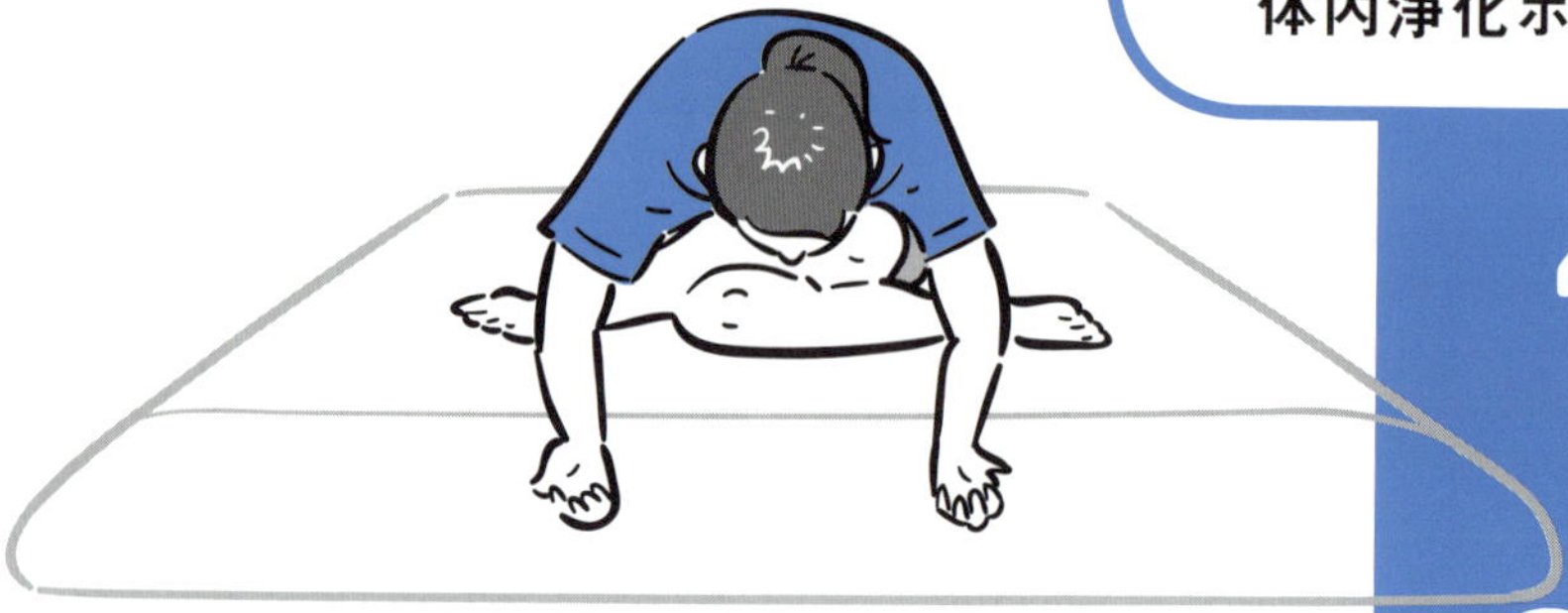

このヨガのステップ

❶ 足先を右に崩して横座りになる
❷ 横座りから片足を反対側に移動し、立てひざにする
❸ 胸の前で両ひざが重なるように座り、両足裏を上に向け前屈する
❹ 力を抜いて、3分ほどキープする
❺ 反対側も同様に行う

POINT

左右のお尻が浮かないように
ひざをお互いに近づけ前屈

②ほどけたくつひも（ハーフシューレース）

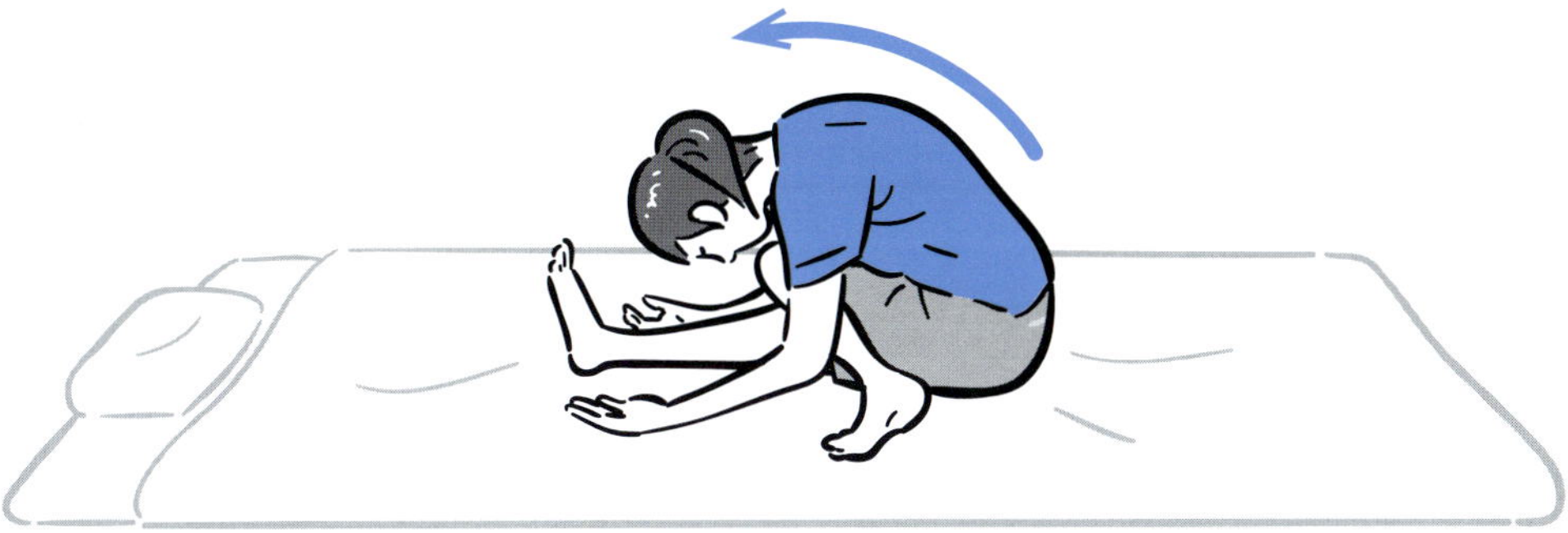

自重を使って股関節を緩めるポーズ。

左右のひざを合わせ、前屈すると①の「くつひも（シューレース）」のポーズ、下の足を伸ばすと②の「ほどけたくつひも（ハーフシューレース）」になります。

ポイントは、左右のお尻（骨盤）を床につけること。お尻が浮くようであれば、クッションを入れましょう。

余裕があれば、ひざにお腹と胸を近づけ、前屈します。上体を前に倒すことで負荷が強くなります。左右のお尻と股関節が伸びているのを感じましょう。

お腹の下や頭の下にクッションを入れると上半身の力が抜けやすくなります。

股関節、鼠蹊部、お尻の奥の刺激を思いやり深く観察していきましょう。

眠る前の
体内浄化ポーズ

5 バナナアーサナ

このヨガのステップ

1. 仰向けになり足を揃え頭の後ろで腕を組む
2. 仙骨を中心に傾ける
3. 右の脇腹を縮めて左の脇を開いて、バナナの形をつくる
4. 余裕があれば外側の脚を内側の脚の上にかけ、3分ほどキープする
5. 反対側も同様に行う

POINT

仙骨を中心にバナナのように
身体を傾ける

バナナのような形になることで、脇腹、腰まわり、足の外側にある腸脛靭帯《ちょうけいじんたい》を伸ばします。

足を揃えお尻が床から離れないようにして、一方の脇腹は縮めて反対側の脇を開いていきます。

腕は頭の後ろで組んでも、頭上に伸ばして肘を曲げ、左手で右手首をつかんでもかまいません。

余裕があれば脇腹を伸ばした側の脚を反対側の脚の上にかけます。

背骨と背骨の間、肋骨と肋骨の間にスペースをつくるようなイメージで伸ばしていきましょう。

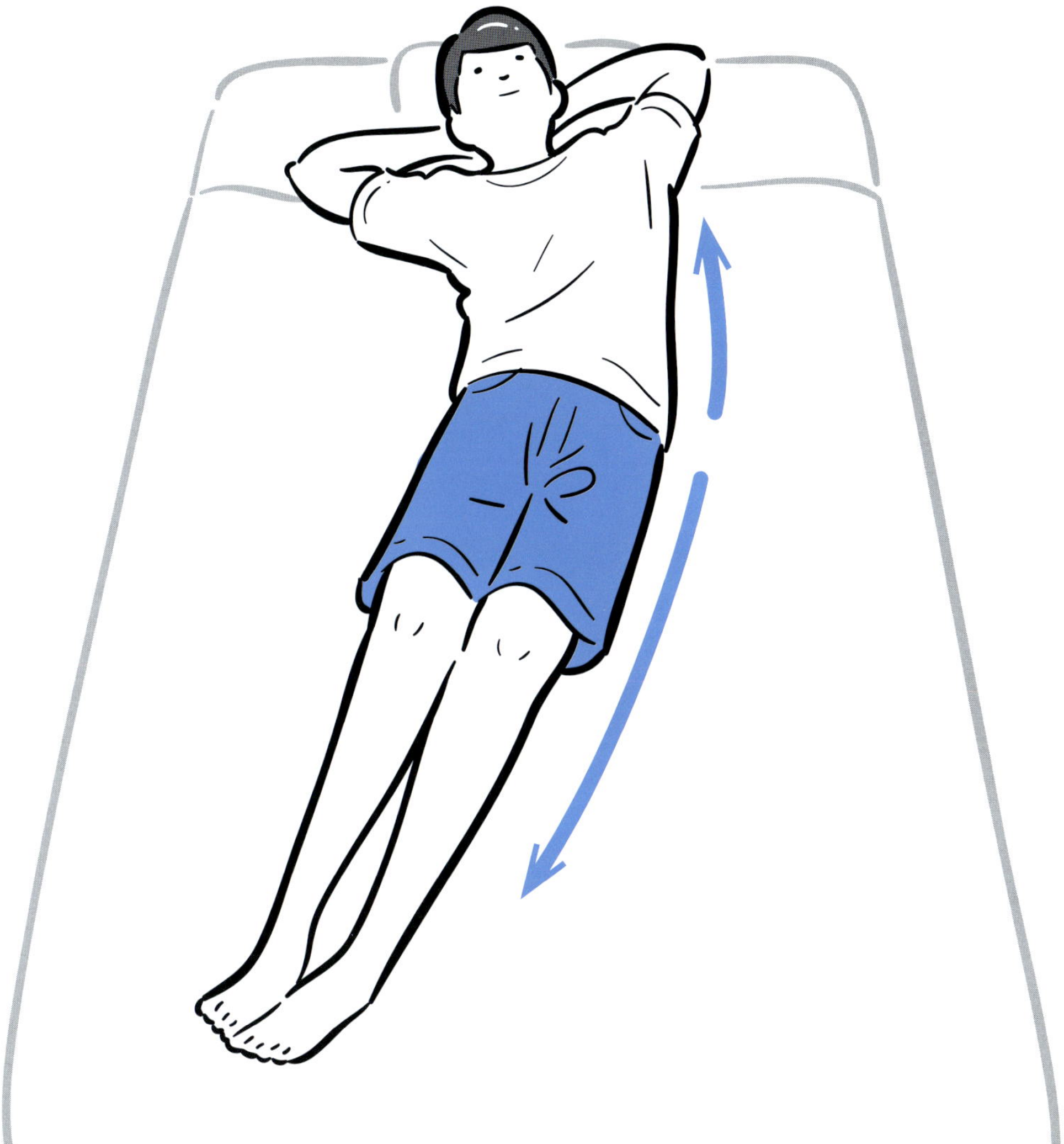

ねじれた根っこ（ツイストルーツ）

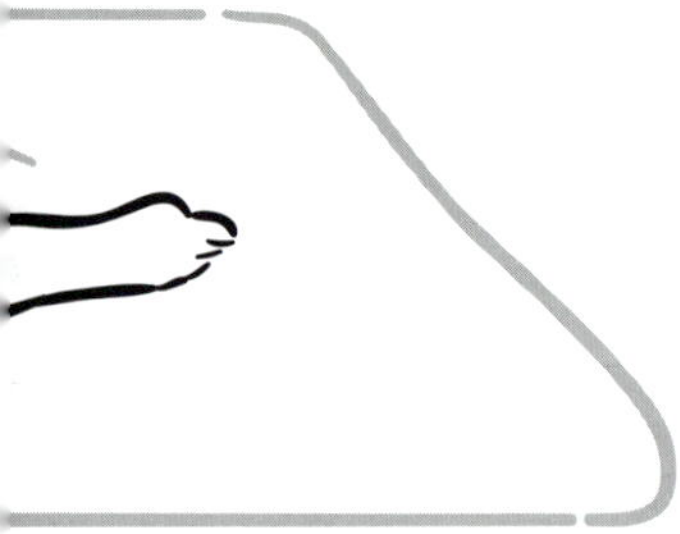

このヨガのステップ

❶ 仰向けになり立てひざにする
❷ 左の脚を右ひざの上に乗せて、脚を交差させる
❸ そのままひざを右に倒し、左の胸を左に向けて開き、右の手でからめた脚を上から下に向かって押さえる
❹ 3〜5分間この姿勢を保ちながら深呼吸
❺ 反対側も同様に行う

POINT
肩や腕が痛いときは
背中にクッションを入れて
安定させる

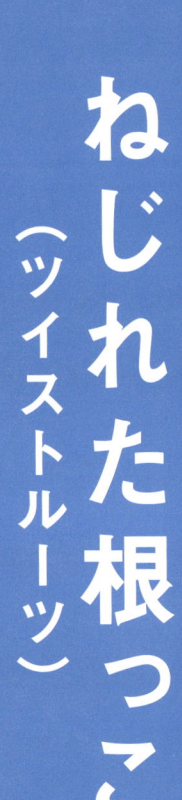

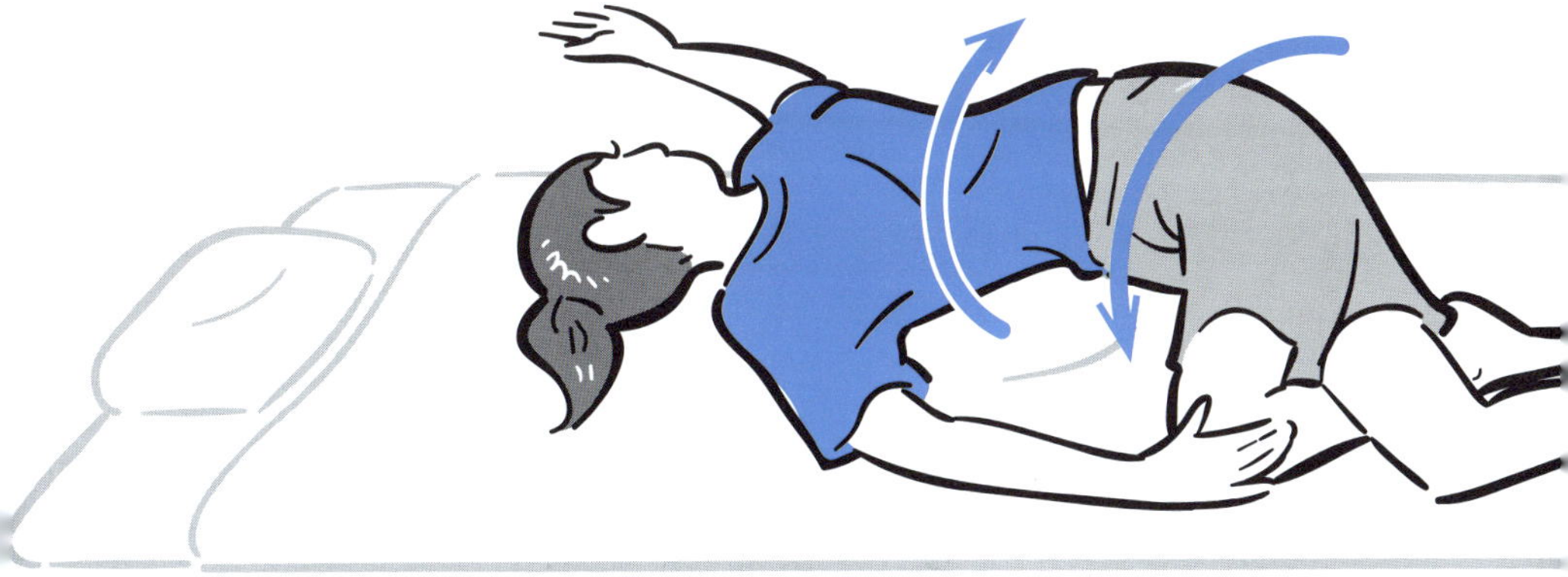

ねじって腰、脇腹、股関節を緩めるポーズです。手の位置やひざの角度、顔の向きで、ポーズの感じかたが変わってきます。
脚をからめるのが辛ければ、無理に脚をかけなくても大丈夫です。腰の角度は90度くらいにします。

両手は左右に開くか、もしくは倒した脚を上から手でおさえてもよいでしょう。

ひざを床に安定させると、肩や腕が床から離れてしまう場合も時間とともに重力で緩んで、床に近づいていきます。

肩や腕が痛い場合は、背面のすきまにクッションを入れて調整してください。

上半身、肩関節が緩み、背骨と骨盤まわりが調整されます。

腰をひねって深呼吸することで、背骨を刺激し、神経組織の修復、内臓のマッサージ効果も期待できます。

眠る前の
体内浄化ポーズ

7

仰向けの合蹠《がっせき》

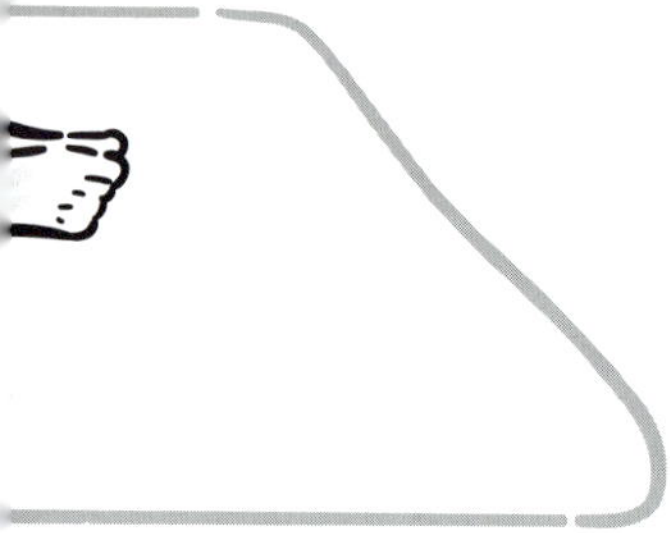

このヨガのステップ

1. 仰向けになる
2. 左右の足の裏を合わせ、足幅を調整する
3. 両腕を頭の上にラクに伸ばす
4. この状態で3〜5分キープ
5. ひざをゆっくり閉じて、腕は身体の脇に戻す

POINT

股関節の
開きすぎに気をつけて
重力にゆだねる

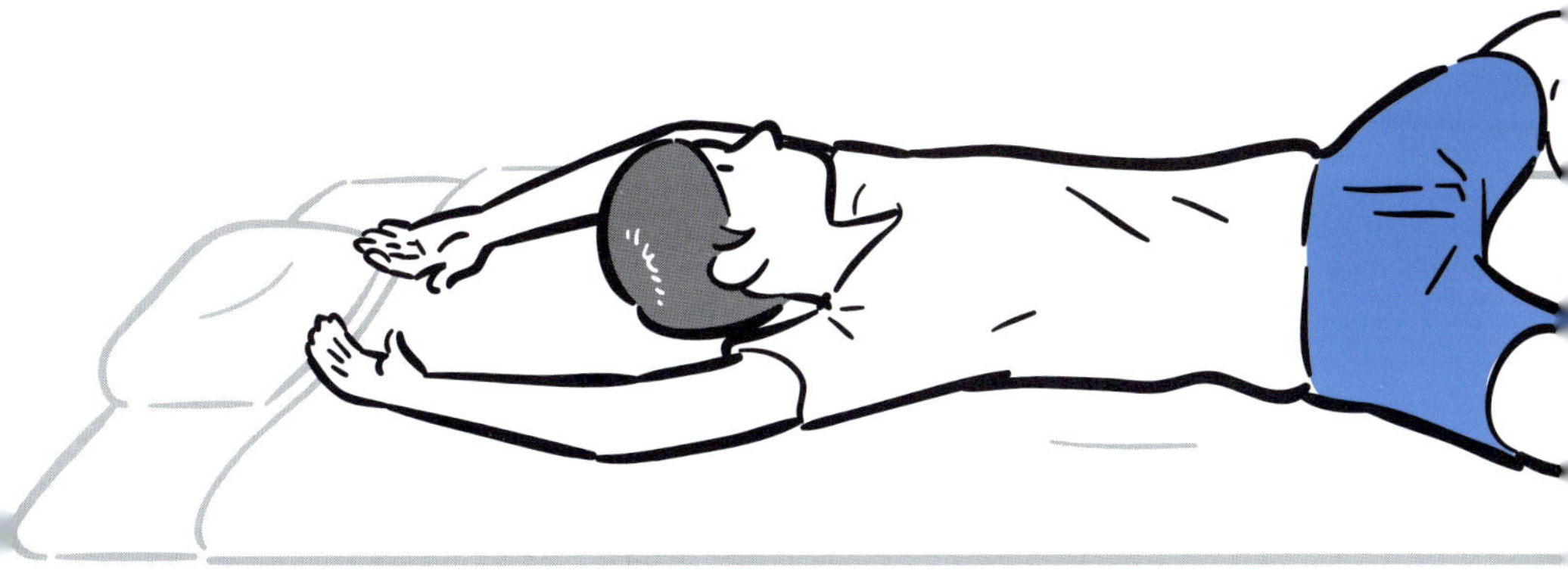

足の裏と裏を合わせ仰向けになるポーズ。
女性の場合、股関節が緩むことで子宮や卵巣など内臓の緊張が緩和し、婦人科系の不調を改善してくれます。

両腕は自然な幅に開いて、手の平を天井に向けます。余裕があれば手と肘を合わせてもよいでしょう。あごは軽く引いて静かに目を閉じ、肩は耳から遠ざけるようにして、リラックスします。

腰あたりに大きめの枕を縦に置くと、自然に胸が広がります。
股関節が開きすぎて痛い場合は、ひざの下にクッションや枕を置いて調節しましょう。ひざの重みを預けて開きすぎを防ぐことで、よりくつろぐことができます。

無理に力で緩めようとせず、力みを手放し、身体を大地に預けて、腰のあたりの感覚を感じていきましょう。
気持ちよければ5～10分くらい、少し長めにキープしてもいいでしょう。ポーズから離れたら、仰向けでひざを抱えてフォローしましょう。

おやすみヨガ

1 スフィンクス&あざらし(シール)

①スフィンクス

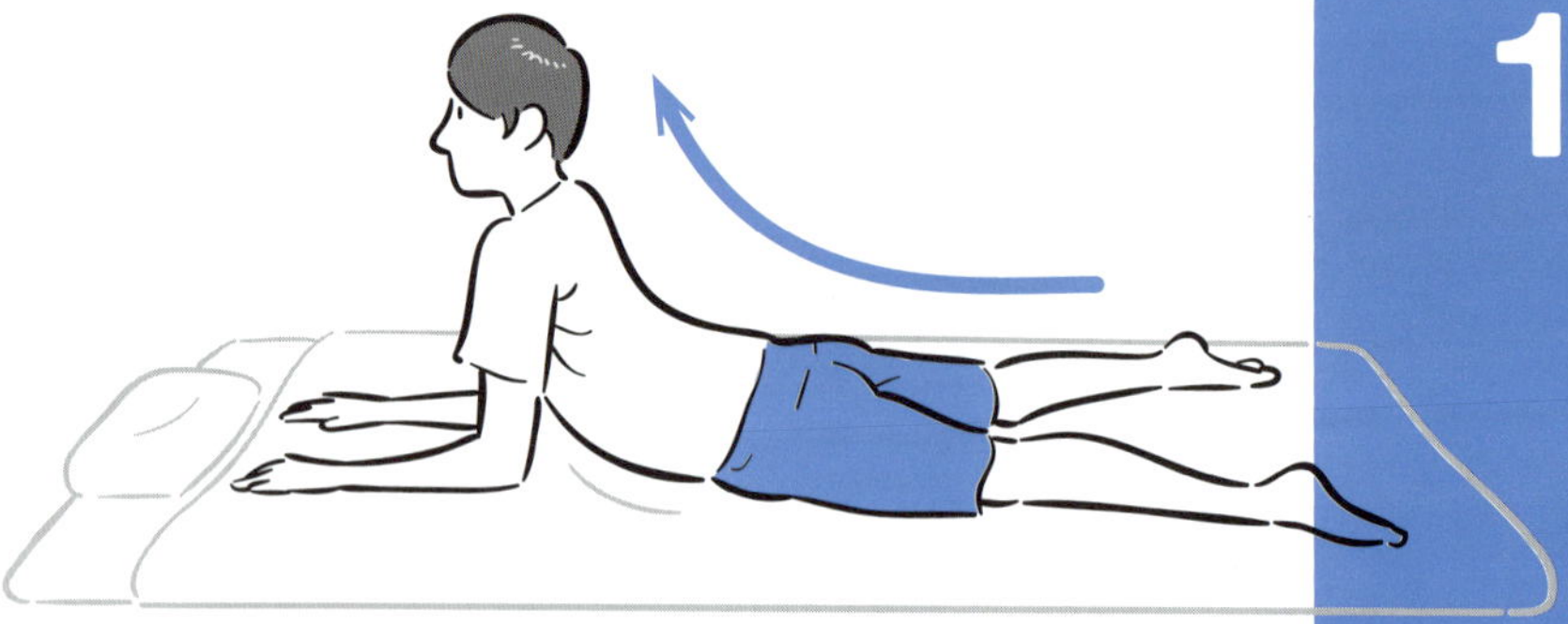

このヨガのステップ

1. うつぶせになり、肘を肩の下に置く
2. 余裕があれば手の平で床を押して上体をそらす
3. 3〜5分間この姿勢を保つ
4. ゆっくり戻る
5. うつぶせで余韻を味わう

POINT

腹圧で腰を伸ばし、
矢印のような流れを意識する

②あざらし（シール）

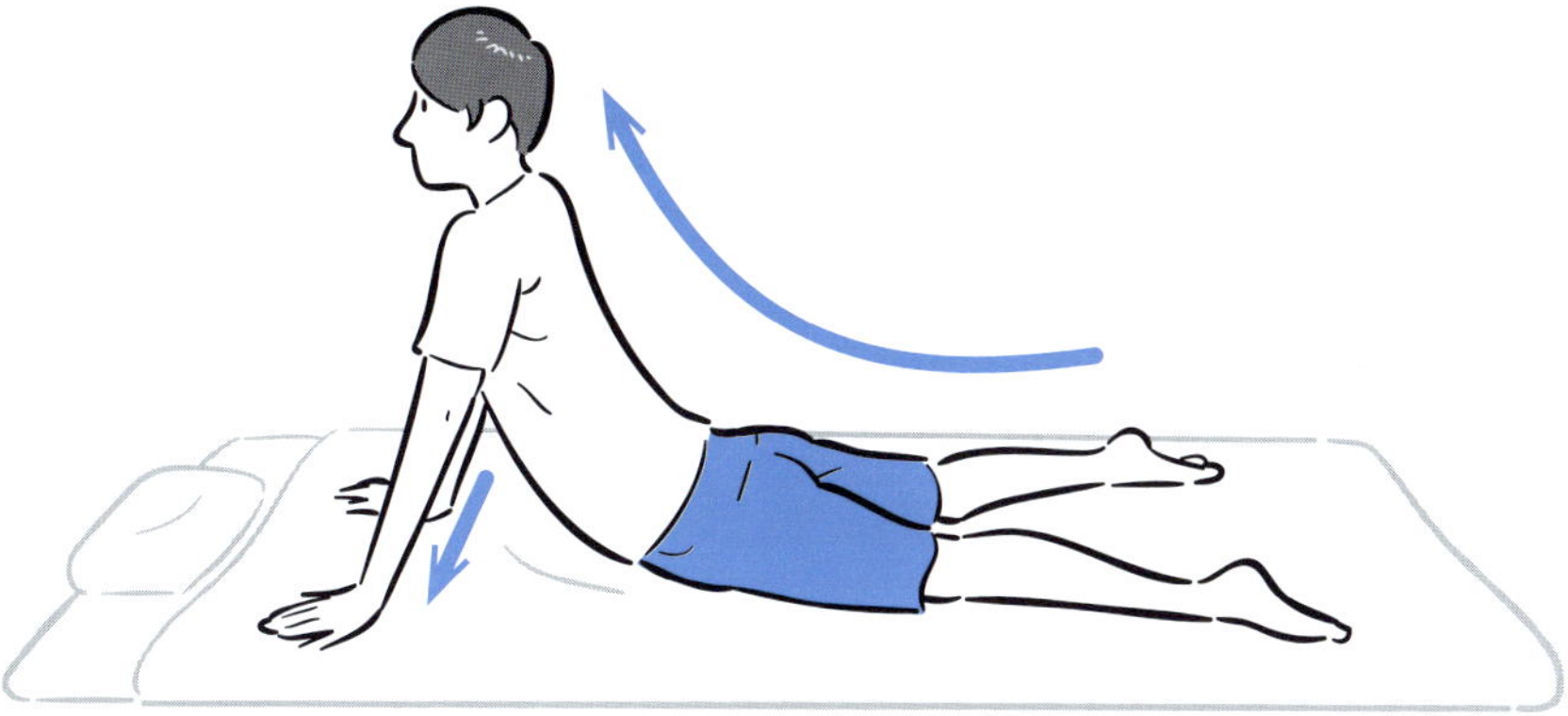

ここからは、主に背骨、腰まわりを緩める「おやすみヨガ」のポーズを紹介します。

エジプトのスフィンクスのように、上体をそらせる、腰痛改善に効果的なポーズです。肩の下に肘を置き、手の平は下向きにして後屈します。

肘や骨盤の下にたたんだブランケットや枕を置いてもいいでしょう。

肘を手前に引き、足は腰幅より少し広めに開いて足の内側のラインを親指のつけ根に向かって伸ばす意識を持ったまま、姿勢をキープしましょう。

余裕がある人は、そのまま肘を伸ばして手の平で床を押し、あざらしのポーズでさらに後屈を深めます。

胸を引き上げて首を長くしてもいいし、肩と耳を近づけても首を下にしてうつむいてもＯＫ。下腹部の力は抜かず、おへそを背骨に向かって引き上げて、尾骨を下に向けるようにすると、腰への負担が軽減されます。

おやすみヨガ

2 馬の鞍《くら》（サドル＆ハーフサドル）

このヨガのステップ

1. 正座で座り、ひざを少し開く
2. 必要があればブランケットなどを腰の下に敷く
3. そのまま上半身を後ろに慎重に倒す
4. 背中が床やクッションに接したら胸を開く
5. 全身の力を抜いて重力に任せ、この形で3〜5分キープする

POINT

腰やひざが痛いときは
無理のない範囲でクッションや枕を
腰の下に置いて調整する

太ももの前面、腰を伸ばし、胸を開くポーズです。①のようにお尻を床につけたやり方と、②のようにお尻をかかとの上に乗せるやり方がありますが、どちらか好きなほうを選んでください。

ひざは自然に開いた状態で、腰が必要以上にそりすぎないように注意しましょう。難しい場合は、大きめクッションに背中を預けることで、よりリラックスできます。

手の位置は自由です。横に置いても、手の平をバンザイしても、イラストのように肘と手を合わせてもいいでしょう。両足一緒に行うのが難しい

①サドル1

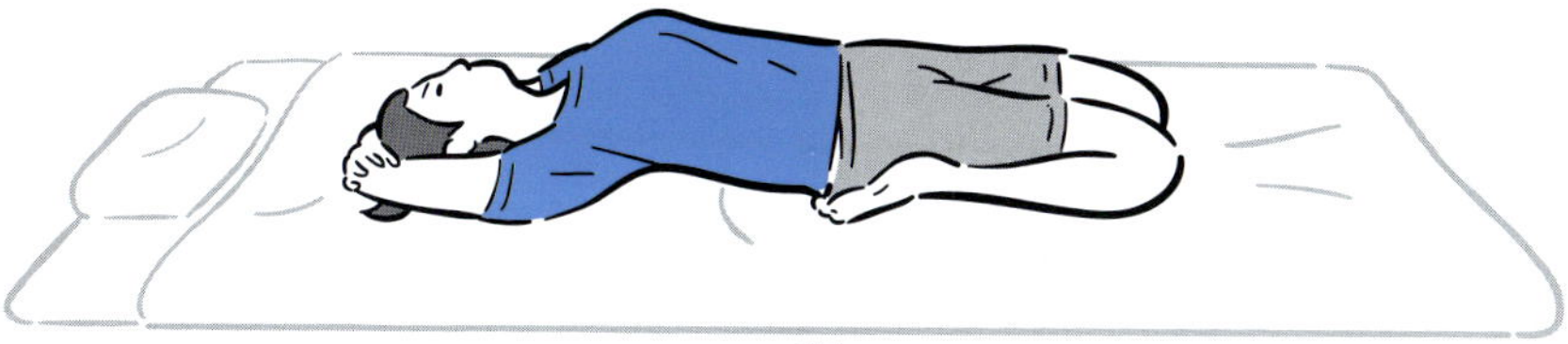

or

②サドル2

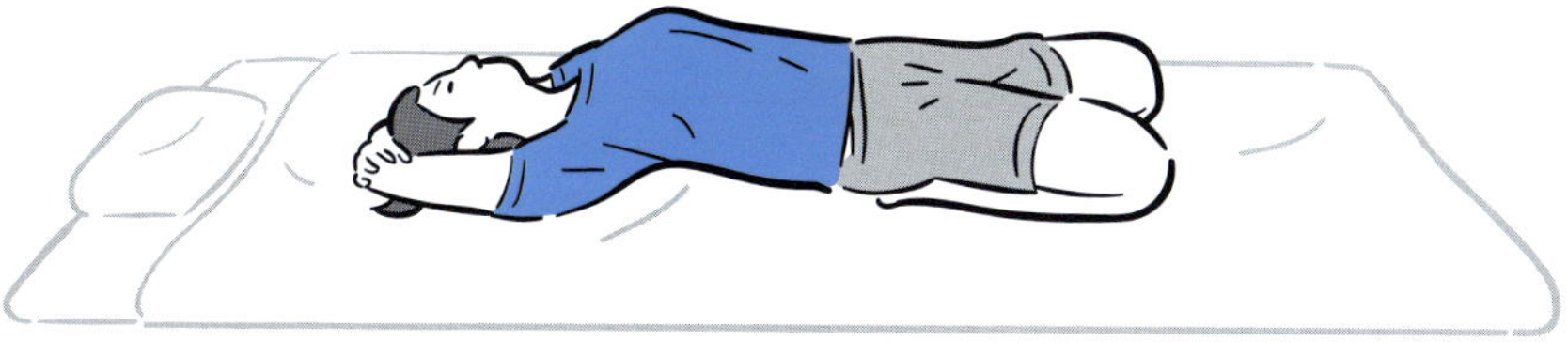

or

③ハーフサドル

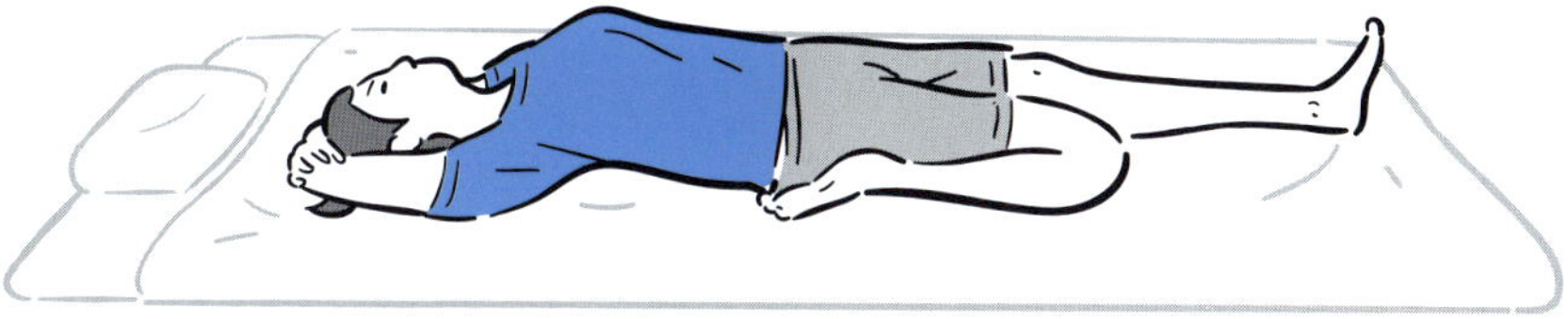

場合は、③のように片足を伸ばした状態で半分ずつ（ハーフサドル）で行いましょう。

ひざや足首に痛みがある場合や、仙《せん》蝶《ちゅう》関節に違和感や痛みがある場合は、無理はしないようにしてください。

太ももの前面をストレッチし、胸を開くことで、呼吸も深まり心身の疲れをリセットできます。

大腿四頭筋、コアの筋肉、大腰筋を気持ちよく伸ばせます。

胃の経絡を刺激して内臓の働きを高め、消化を促進する作用もあるので、食べすぎたときや、心配事があるときにもオススメのポーズです。

おやすみヨガ

3 いもむし（キャタピラー）

このヨガのステップ

1. 両足を前に伸ばして座る
2. 両ひざを軽く曲げ、仙骨から身体を倒していく
3. 両手をラクな位置に置き、背骨をゆるやかに丸める
4. 両脚に覆いかぶさるように前屈し、3～5分間この姿勢を保つ
5. 手で押してゆっくり戻る

POINT

両ひざを軽く曲げ、背中を丸めて
完全に脱力する

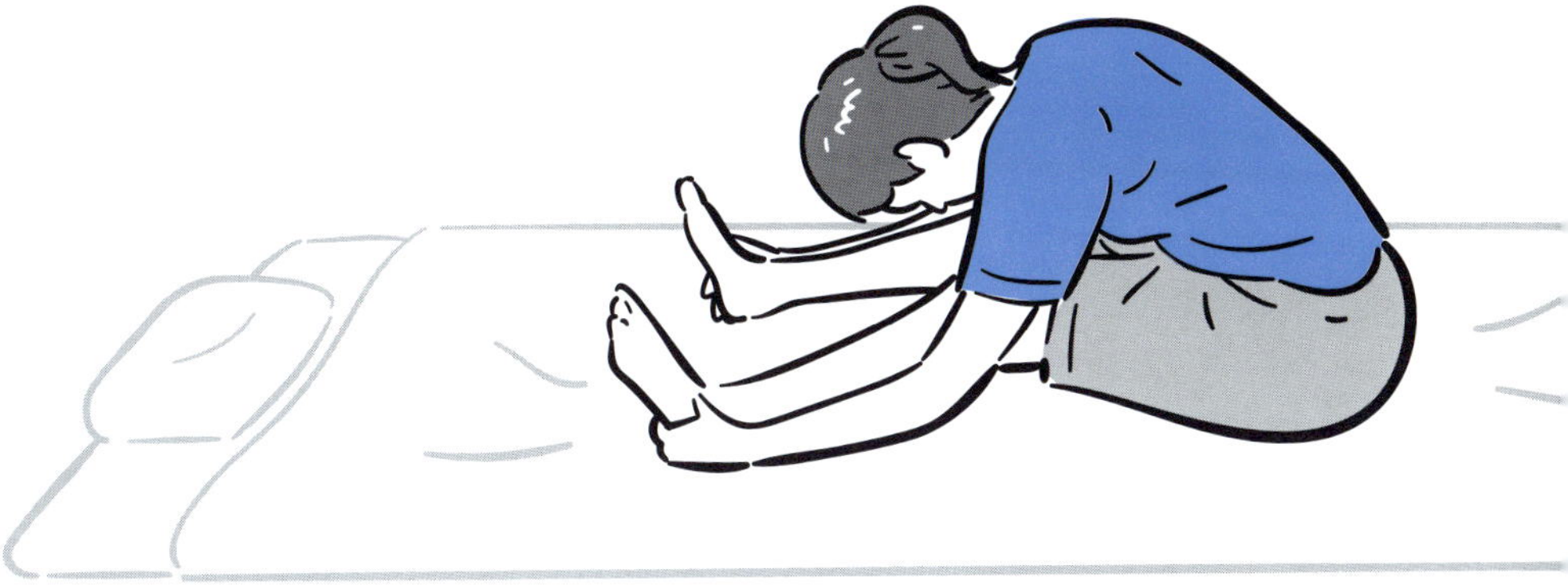

前屈のポーズです。
通常のヨガだと、前屈のときは背中を伸ばしますが、ここでは「いもむし」のように背中を丸めます。ひざも無理にまっすぐにする必要はありません。

ひざを少し曲げ、背中を自然に丸めることで、腰の筋肉や筋膜が伸びやすくなり、背中の筋肉をストレッチできます。必要があれば、おでこやお腹の下にクッションを入れましょう。

股関節が硬く、骨盤が後ろに傾いてしまうような場合は、ブランケットやクッションの端に座るようにして、骨盤が前傾するようにしましょう。
足の向きも無理にまっすぐしようとせず、最初は曲げておいて、余裕が出てきたら少しずつひざを伸ばしていくようにしましょう。
前屈を深めようとするのもやめて、上半身の力を完全に脱力することで、結果としてポーズが深まっていきます。

おやすみヨガ

4 かたつむり（スネイル）

このヨガのステップ

1. 仰向けに寝て、両ひざを立てる
2. 両足を天井に向けて、持ち上げ両ひざを伸ばす
3. お尻を持ち上げ、足先を頭の向こう側の床へ
4. お尻が持ち上がらない人は足を上にあげるか、壁に立てかけるだけでOK
5. 足を伸ばしたりひざを曲げたりして、いろいろ足と手の位置を試してみる
6. このまま1～3分キープ。戻るときは背骨を丸めながらゆっくり床に落とす

POINT

ポーズ中は首を動かさない。
違和感のあるときは無理をしない

内臓全体をマッサージし、背骨を整える逆転のポーズです。

首の後ろ、背中全体がストレッチされて、疲れが解消されます。

このポーズ中は、絶対に首を動かしたり、よそ見をしないようにしてください。

効果の高いポーズですが、同時に、首にとても大きな負荷がかかるため、首の弱い方は注意して行ってください。

お尻を持ち上げ足先が頭の向こう側の床へついたら、ひざを自然に緩めま

①

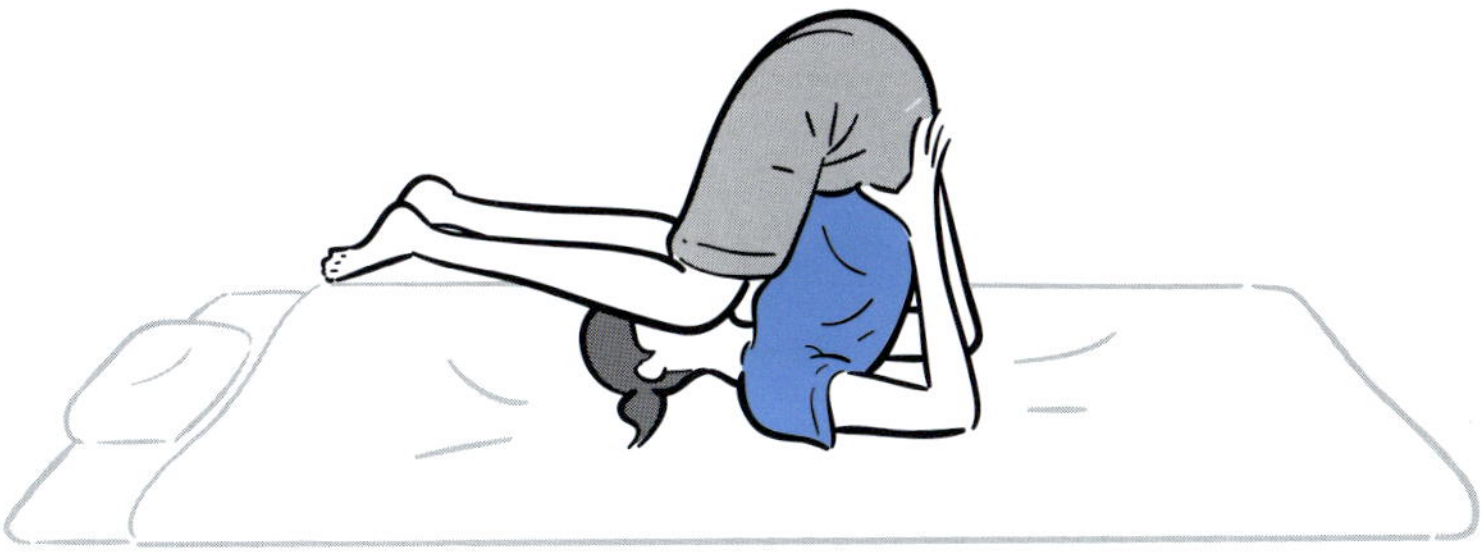

②

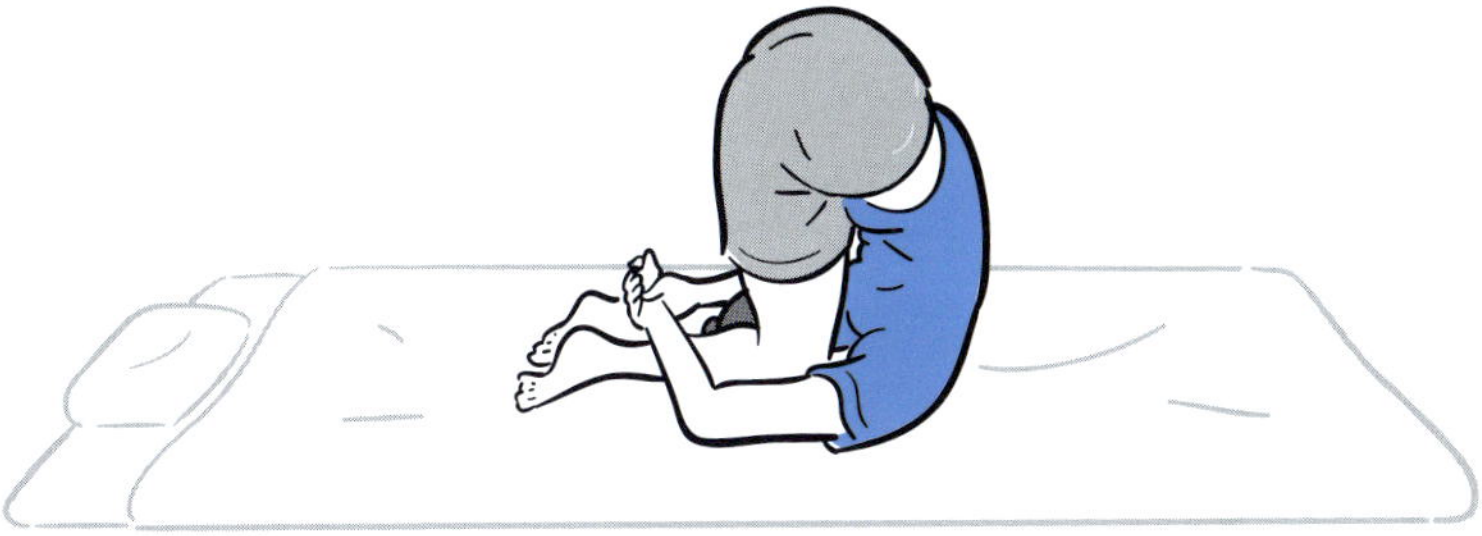

③これでも OK

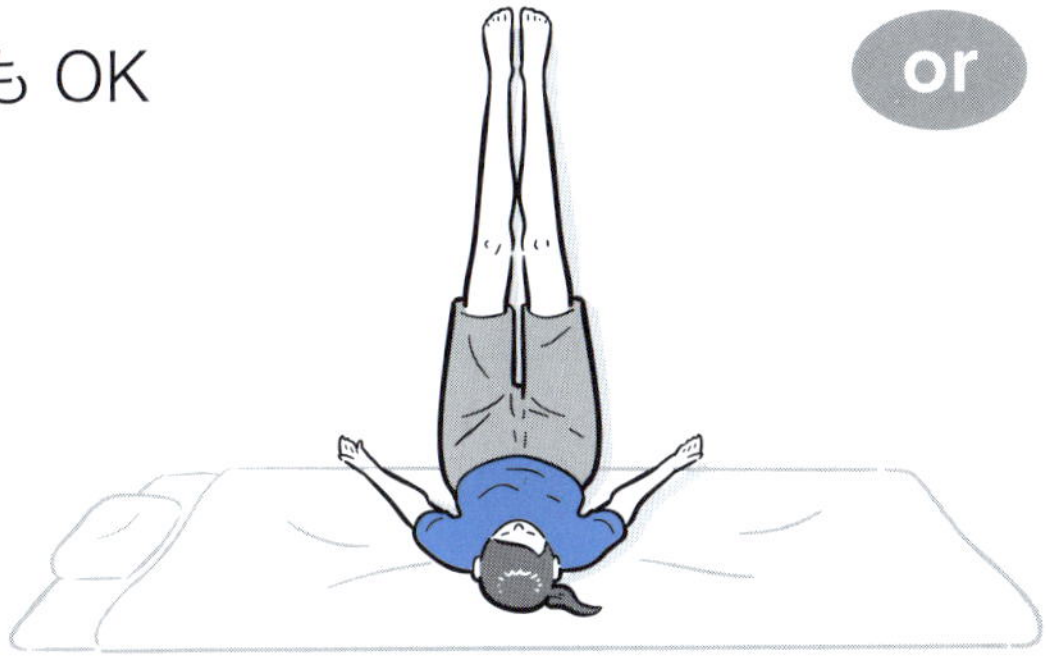

す。足先が浮いている場合は、①のように両手を腰に当てて支えましょう。

足先が床につく場合は、頭の上に腕を伸ばしていきます。

さらに余裕があれば、②のようにひざを曲げ、脚を引き寄せ、ひざで耳を挟むようにします。

首に負担がかかるのが怖い場合は、肩の下にクッションを入れると肩に体重が乗りやすいです。

難しい場合は③のように足を上にあげるか、壁に立てかけるだけでもＯＫです。

おやすみヨガ

5 ねじりのワニのポーズ

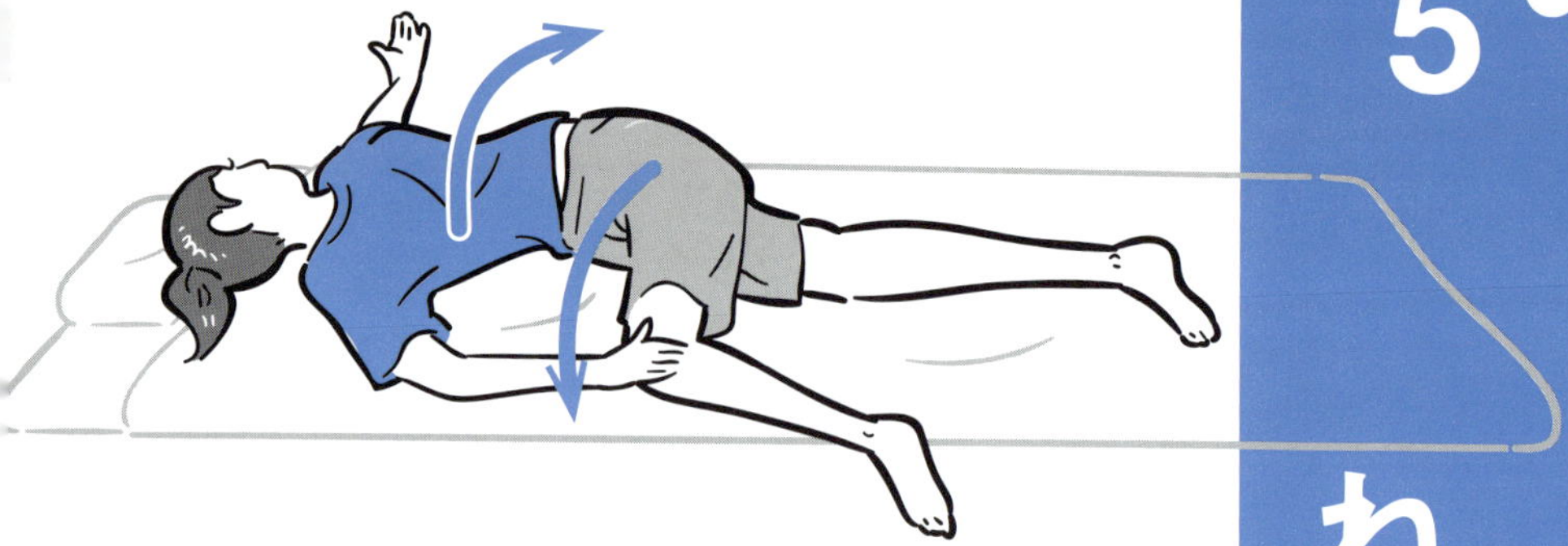

このヨガのステップ

❶ 仰向けで横になり、右脚を伸ばし、左ひざを引き寄せる
❷ 息を吐きながら、右側を下にして横になる。左脚が浮かないように右手で左脚を押さえる
❸ 息を吸いながら左手を伸ばし、右脚を突っ張って体を縦に伸ばす
❹ 息を吐きながら上体を左にねじり、左手を左へ、顔も軽く左に向けてリラックス
❺ 3〜5分キープしたら反対側も同様に行う

POINT
背骨が下から順に
螺旋を描くイメージで
胸を開く

これでも OK

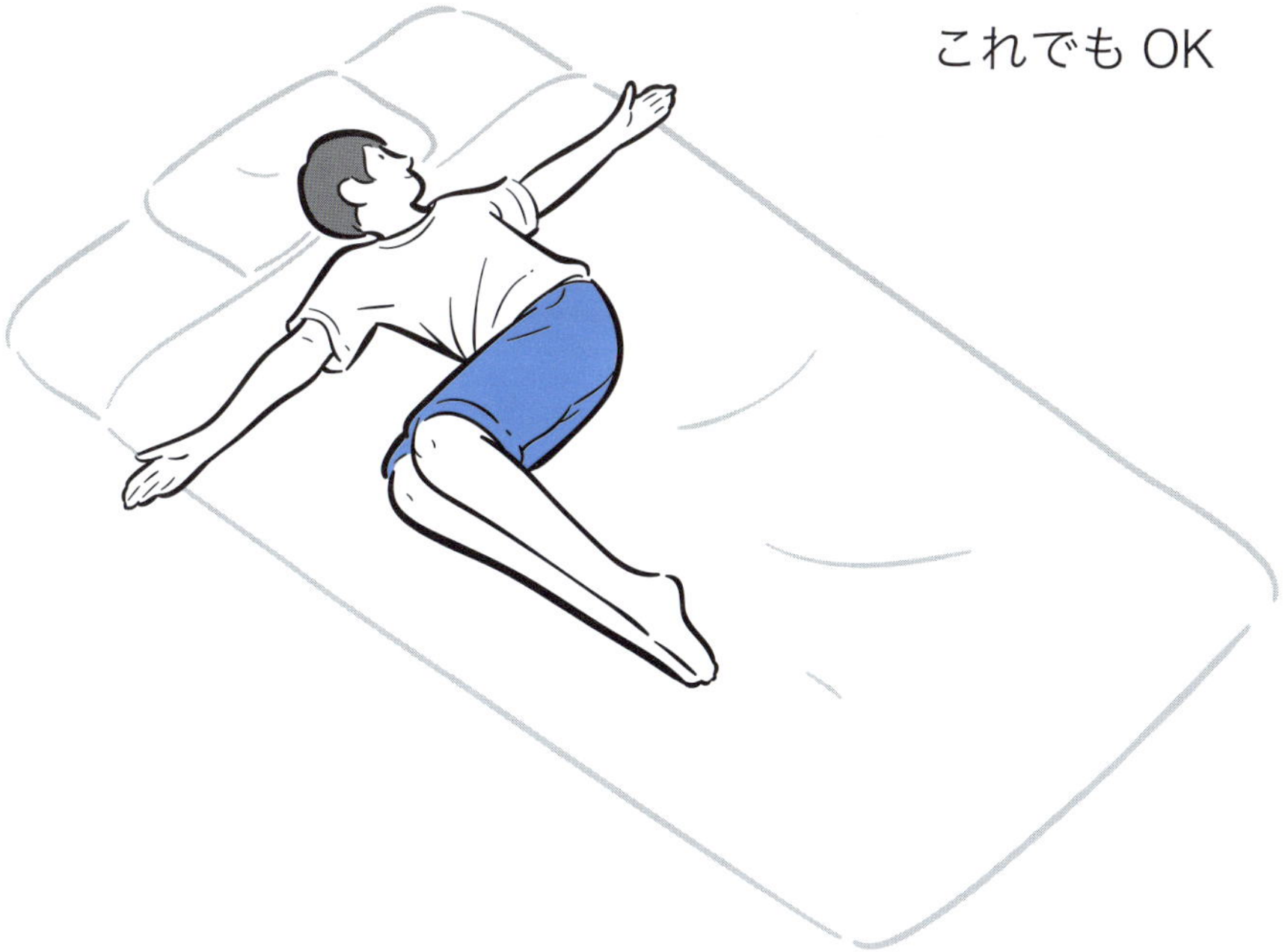

仰向けで身体をねじるポーズです。背骨に適度な刺激を与えることで、心身の緊張がほぐれリラックスします。寝る前や最後のクールダウンに最適なポーズ。

腰をひねることで腰痛を緩和し、お腹がマッサージされ、便秘解消にも効果があります。

両ひざを揃えてもいいですし、余裕があれば片脚ずつ行ってもかまいません。

片脚のひざを曲げて、ねじることでより深く腰をひねることができます。伸ばしている脚を後ろに引いて軽い後屈を加えてもよいでしょう。

両ひざを胸に近づけると背骨の緊張が緩み、胸が解放されてよりリラックスできます。

胸は中央から開くイメージで伸ばします。肩が床から離れている場合、肩の下に毛布を置くと身体が安定します。

手の位置は左右に開いても、手でひざや太ももを押さえてもよいでしょう。

6 猫のしっぽ（キャットテイルツイスト）

①

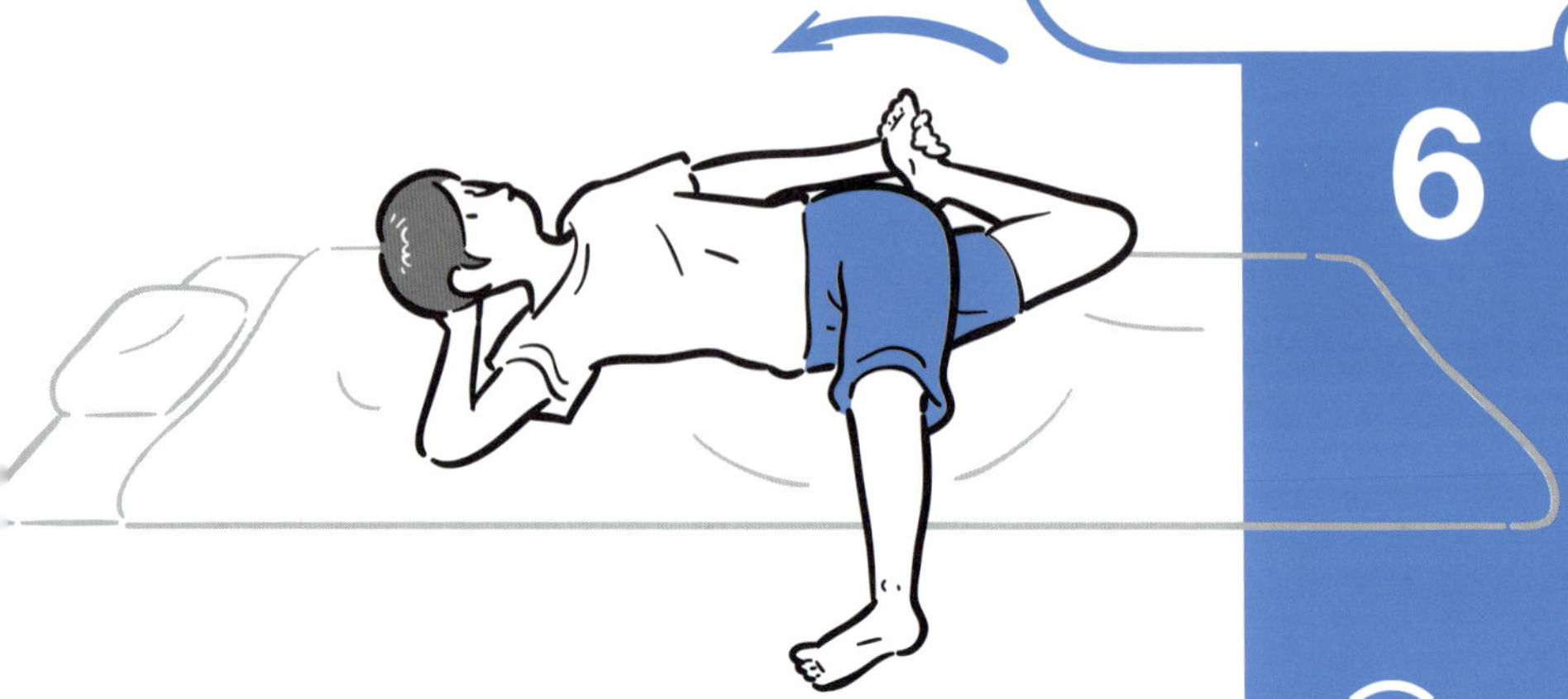

このヨガのステップ

1. 足を伸ばして左足を曲げたワニのポーズになる
2. 左手を左へ、顔も軽く左に向けて腰をねじる
3. 右のひざを曲げて左の手で足首をつかむ、反対側の手はラクな位置に
4. 3〜5分キープしたら反対側も同様に行う

POINT

足を手前に引くと
前もも側のストレッチになり、
足を外に開いてそると胸が広がる

②

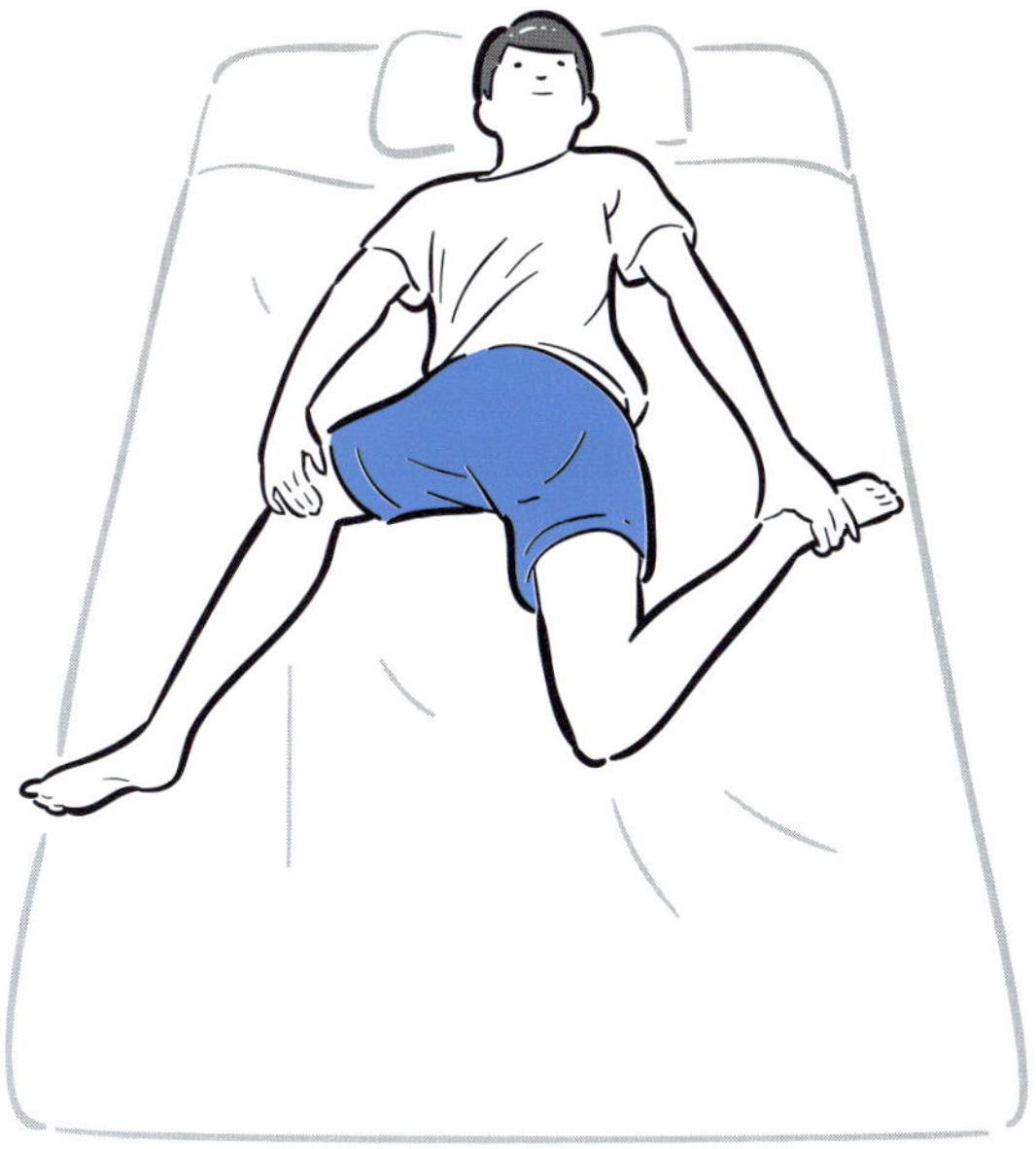

片足を伸ばしたワニのポーズになったら、伸ばしているほうの足を後ろに引いて軽い後屈を加えます。

さらにその後屈を深め、ひざを曲げて手でつかみます。①のように手で足を手前に引くと前もものストレッチになります。②のように手と足で押し合いしながら少しそるようにすると、ひねりながら後屈を行うポーズになります。そのときの気分で、どちらか好きなほうを行ってください。

足と手の位置や押し合う力加減で、もものストレッチと、後屈、ひねりのバランスが変わってきます。

足をつかんでいない手の位置は自由です。手枕をつくったり太ももを押さえたり、好きな位置に置きます。

上になっている脚のひざは曲がっていても、伸ばしてもいいです。脚を伸ばさないほうがひねりは深まります。

終わったら、両ひざを抱きしめて背中を床でマッサージしてフォローしましょう。

おやすみヨガ

7 シャバアーサナ

このヨガのステップ

1. 仰向けになって、軽く目を閉じ、全身の力を抜く
2. 両足を肩幅程度に開き、両腕は身体から少し離して床に投げ出す
3. 腰が痛い人は両ひざの下に丸めた毛布などを敷く
4. 全身の力を抜いて、ゆったりした呼吸を味わう
5. しかばねのように5〜15分程度、そのままの状態を保つ

POINT
ひざ下に
クッションを入れると
腰がラクになる

無空のポーズ、屍《しかばね》のポーズとも言われています。

ヨガの最後に行われるポーズです。両手両足を伸ばして仰向けになります。

手足が緩んで伸ばされていくようなイメージで、喉と首、顔もリラックスします。

眉間の力を抜き、額を広くするイメージで、軽く目を閉じます。

両足は腰幅よりやや広く開き、両腕は自然に開いて手の平を天井に向けます。

完全に無防備な状態になるために、体の安

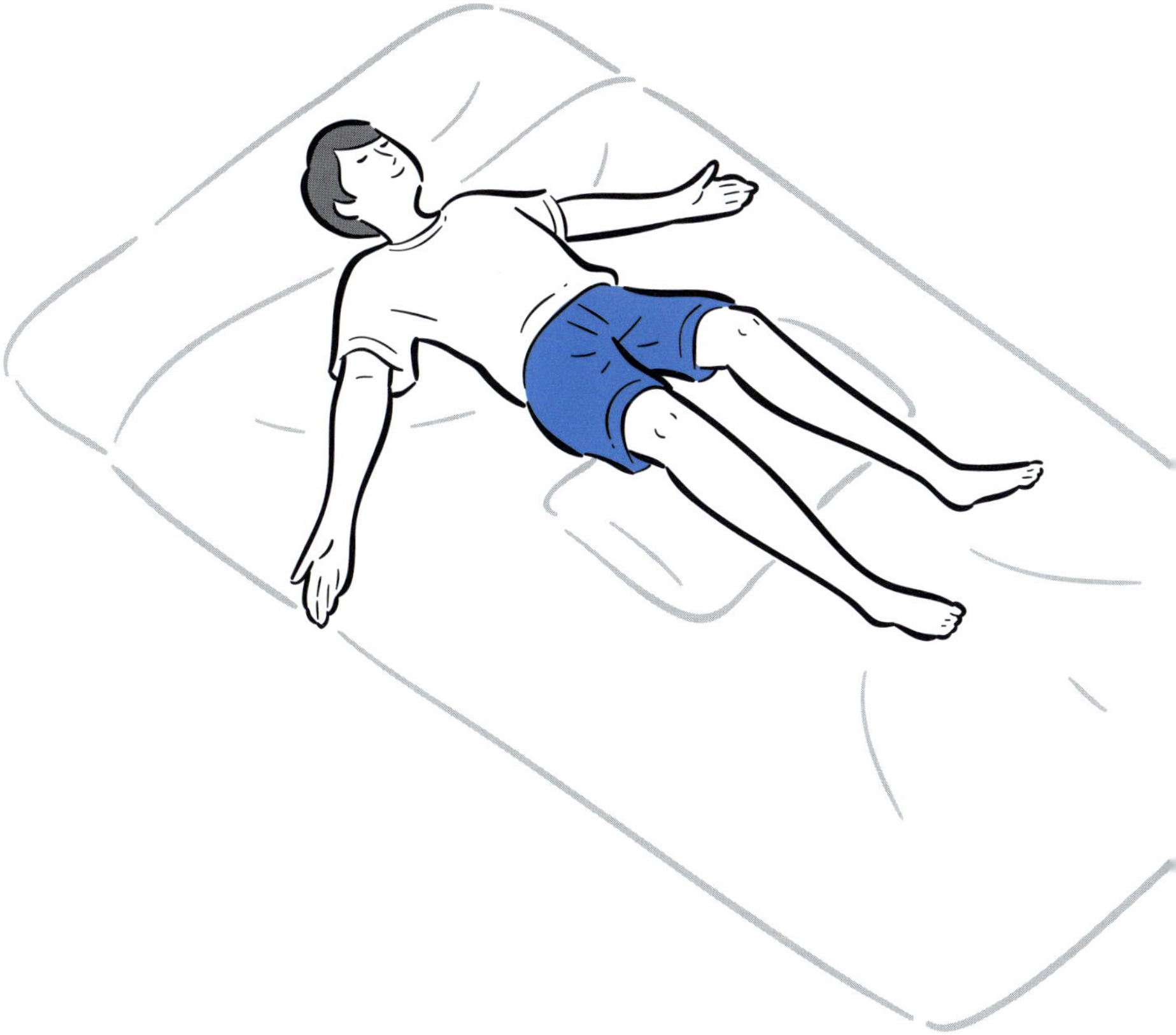

定感と快適さが大切です。

ひざの下にクッションを入れて足に高さを出すと、腰まわりの緊張が和らぎ、より深いリラックス効果が得られます。

さらに、ブランケットをかけても安心感が増します。

手の位置は、頭上に大きく広げてもいいです。足を開いて五芒星のような姿勢でもかまいません。

呼吸を深めようとか、リラックスしようとか、集中しようとする努力も手放して、大きな流れにすべてをゆだねましょう。

いかがでしたでしょうか。

最初は1ポーズから始めてみてください。

「今日はバナナアーサナをやってみよう」

「スネイルだけやってみようかな」

といった具合に、自分の気に入ったものを1つ選び実践してみてください。呼吸に意識を向けながら、3～5分間、6割程度の負荷でゆっくり伸ばして味わっていきましょう。

いろいろなポーズを試してみたら、気に入ったものを4つほど選び、トータル20分程度やってみるのもオススメです。

16・17ページにオススメのシークエンスを動画で紹介していますので、参考にしてください。

ねるヨガ終了後は、硬かった組織が柔軟になり、体内の水分を吸収するので水をしっかりとりましょう。

ねるヨガを習慣化することで、身体の深部が緩むようになり、リラックスするので、睡眠の質が高まります。

ねるヨガは、できればひとりで静かに行うのがオススメです。

しかし、小さいお子さんのいるお母さんなど、なかなかひとりの時間が持てない人も多いでしょう。

そんなときは、何かをしながらでも大丈夫です。

例えば、子供やペットと遊びながらのドラゴンフライ、家族でテレビを観ながらのスフィンクス、など。こちらも理想の姿にこだわらず、できる範囲で自分の生活に取り入れてみてください。

陰陽のどちらのあり方も大切にする

ポーズを行うヨガのことを「ハタヨガ」と言います。

ハタヨガの「ＨＡ／ハ」は太陽、「ＴＨＡ／タ」は月を指します。

「呼気─吸気」「陰─陽」「交感神経─副交感神経」などの２つの異なる原理のバランスを整え、調和させるのがヨガです。


ここまでお伝えしてきた「beingモード」は、「陰」。

現状をあるがままに受け入れ、認めるという、女性性のエネルギーです。

一方、その反対の「doingモード」は、「陽」。

能動的に何かを求めたり、理想を現実化させたりする、男性性のエネルギーと言えます。

仕事や家事に追われる私たち現代人は、どちらかというと「陽」に偏りがちなので、本書では「陰」をメインにお伝えしていますが、どちらも大切な要素です。

時には、「陽（DO）」のエネルギーを使って目標に向かって頑張ることも人生には必要です。望む人生を実現するために、自分の思いどおりにコントロールしようとすることも、決して悪いことではありません。

理想を追求し、問題に取り組み克服する姿勢、限界に挑戦する前向きな意欲。それらがないと、新しいものは生まれません。情熱や意志力、忍耐、頑固さ、継続的な努力は必要です。努力することで成長します。

でも、常に頑張ってなくてもいいし、いつも明るくポジティブでなくてもいいのです。なかなか思いどおりにならないときもあります。そんな状況で、無理して前向きに頑張り続けると苦しくなります。

そんなときは、抵抗したり、もがいたり、思いどおりにしようとするのをやめて、ゆっくりと息を吐いて、握りしめているものを手放していきましょう。

心のギアを「陰（BE）」に切り替えて、脳と身体を休めることで、心に余裕が生まれます。

大切なのは「陰」と「陽」のバランスです。

例えるなら、弦楽器のようなもの。弦楽器の弦は、緩めすぎてもいい音が出ませんし、張りすぎても切れてしまいます。

ヨガのポーズも同様に、適度に伸ばすと、身体の柔軟性が高まります。ですが、無理に伸ばしすぎると、身体を痛める原因になります。かといって、実践しなければ、何の効果も得られません。

大切なのは、陰陽のどちらのあり方も大切にすること。

陰と陽。吸う息と吐く息。緊張と弛緩。交感神経と副交感神経。休むと動く。

「気づき」を養いながら、自分の中の調和バランスを見つけていきましょう。

人事を尽くして天命を待つ

よくいただくご質問に、「どれくらいやったら瞑想の効果が出ますか?」というのがあります。

私は多くの方に瞑想を習慣化してほしいので、素晴らしい効果があることをお伝えしていますが、結果に執着しすぎると、瞑想から遠ざかってしまいます。

瞑想とは、結果のことを忘れ、今ここにただ存在すること。

理想に向かって努力することは大切ですが、執着が強いと、かえって望む結果が得られなくなります。効果を期待し、頑張りすぎると、心に緊張が生まれ、深い瞑想には入れません。何かを得ようとする心に気づいたら、吐く息に乗せて手放しましょう。

ヨガと瞑想の極意は、「人事を尽くして天命を待つ」こと。

1つのポーズ中で表現するなら、前半は「人事を尽くす」モードで、後半は「天命を待つ」モードです。

「doingモード」で能動的に自分の限界を探って伸ばしたら、心のギアを「beingモード」に切り替えて、今この瞬間の身体感覚をただ味わうことに専念します。

瞑想状態も意図的につくり出せるものではありません。

瞑想は、努力や方向性を手放してゆだねることで、やってきます。

むしろ、「瞑想しよう！」とするほど、瞑想から遠ざかっていきます。能動的に頑張るモードだけではうまくいきません。

睡眠も同じ。眠ろう眠ろうと思うと、眠れなくなります。手放したときに起こる生理現象です。

かといって、そのための努力が無意味というわけではありません。瞑想では、身体や呼吸を整えて、事前に準備をすることで、瞑想に入りやすくなったりします。

睡眠も、朝、太陽の光を浴びたり、日中にしっかり運動したり、就寝前にお風呂に入ったりしておくと、眠りに入りやすくなります。やはり「人事を尽くして」準備することも大切です。


つまり、瞑想や睡眠に入る秘訣は、2つのモードの使い分け。

「doingモード」と「beingモード」のコンビネーションにあるのです。

だから、「ねるヨガ」では、この2つのモードを切り替える練習を繰り返ししていきます。


真剣に今できることをやって、人事を尽くし、それが訪れやすい状況をつくったら、あとは、天にゆだねましょう。

自分の思いどおりにしようとする気持ちも明け渡し、それまでの努力や方向性も手放して、大きな流れに任せることで、瞑想状態&睡眠状態がやってきます。

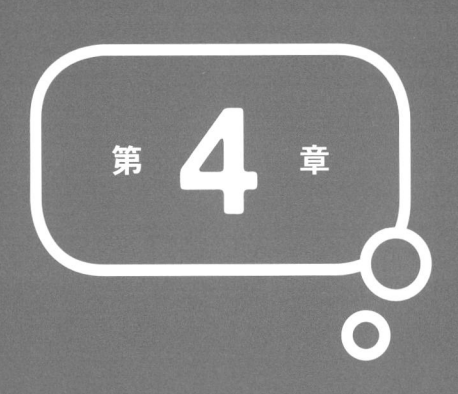

第4章

心身の
パフォーマンスを上げる
「朝寝起きのヨガ&昼ヨガ」

ねるヨガは、朝ヨガとセットで行う

ここからは朝の起床時に最適なポーズをご紹介します。

なぜ夜だけでなく朝も行うほうがいいのか。

それは、朝のヨガは寝起きの身体を覚醒させる優れた効果があるからです。

朝起きたとき、頭と身体はまだ覚醒していないことがほとんどですが、これからご紹介するポーズを実践すれば、脳と身体が同時に覚醒し、よい気分で1日を始めることができます。


朝ヨガでは、「陽ヨガ」を中心に行います。

「陽ヨガ」は、インナーマッスルを活性化させ背骨周辺にあるエネルギーの通り道を活性化させるので、自然と姿勢がよくなり、ポジティブな気分になります。

起床後に白湯やお茶を飲んでから、朝ヨガをすると、内臓が活性化し、お通じもよくなり、肌ツヤが綺麗になります。

柔らかすぎるベッドだとポーズが不安定になる場合は、ヨガマットを使ってください。硬めの布団でしたら布団の上で行うこともできます。

最初は、1ポーズだけでもかまいません。慣れてきたら朝と夜、セットで行うことで相乗効果を得ることができます。

1日の始まりに自分の呼吸や身体に意識を向けることで、今ここにある喜び、内側にある平和、ポジティブな感情に気づきやすくなります。

それと同時に、感受性が高まるのでネガティブな感覚や感情にも気づきやすくなります。一見良くないことに思われるかもしれませんが、これは決して悪いことではありません。

呼吸や身体感覚を通して、イライラしたり、緊張したり、焦りを感じていることに気づけるようになると、自分の感情とうまく付き合えるようになるので、仕事や人間関係で生じる突然のトラブルにも巻き込まれず、冷静に対応できるようになります。

1日の始まりと終わりにマインドフルな時間を持つことで、日常生活のすべてに気づきが広がっていきます。

起きたら朝日で自分リセット

もともと私たちの体内時計は25時間サイクルにセットされていると言われています。それなのに、どうして私たちは24時間サイクルで生活できているのでしょうか。いろいろな研究者が研究を重ねた結果、私たちの体内時計が、朝日を浴びることでリセットされていることがわかってきました。

人間の身体は朝日を浴びて、目に光が入ることで「セロトニン」をつくり始めます。「セロトニン」とは人を活動的にする神経伝達物質で、交感神経を刺激し、脳を目覚めさせ、体内時計のズレをリセットしてくれます。そして日中は、この「セロトニン」による刺激によって私たちの活動状態が維持されていくことになります。

脳から分泌される「セロトニン」の働きは、目が覚めて意識がはっきりする覚醒作用だけではありません。「セロトニン」の分泌が増えると、姿勢がよくなり、痛みやネガティブな気分が和らぎ、幸せを感じやすくなります。

さらに、「セロトニン」は、分泌されて14〜15時間経つと、眠りに誘う「メラトニン」という睡眠ホルモンに変わっていきます。私たちの身体は、朝の光をしっかり浴びておくと、夜になると、自然と眠くなるようにできているのです。

つまり、しっかり太陽の光を浴びて「セロトニン」が分泌されていなければ、夜に「メラトニン」がうまく生成できず、眠れなくなるというわけです。

だからこそ、しっかり朝日を浴びて一日をスタートさせることが必要なのです。

朝、起きたら、まずカーテンを開けて、朝日を浴びましょう。朝、太陽の光、暖かさを五感で感じましょう。それが、質の高い睡眠を確保する第一歩です。

目覚めのヨガ「太陽礼拝」

質の高い眠りを確保するためには、寝る前だけでなく、朝の過ごし方が大切です。朝日を浴びながら、ヨガや散歩することで、メンタルと体内時計がリセットされます。

とてもそんな時間はないという人は、布団の中で、全身で伸びをしたり、両手を伸ばして、握ったり開いたり（グーパーする）だけでも効果があります。

ゆったりと呼吸しながら身体を動かすことで、自律神経を交感神経主導に切り替え、血圧・体温が上昇し、身体と脳が目覚めていきます。


一番のオススメは太陽礼拝です。太陽礼拝とは、サンスクリット語で「Surya Namaskar（スーリヤナマスカーラ）」と言います。

呼吸と動作を合わせ、12のポーズを連続的に行います（本書では6ポーズの半分バージョンでご紹介しています)。

朝起きて、太陽礼拝を行うと全身の血のめぐりがよくなります。インナーマッスルが活性化し、代謝も上がるので、強くしなやかで引き締まった身体になります。

また前屈や後屈の動きを繰り返すことで、背骨の周辺の筋肉と神経が整うので、メンタルが整います。朝の瞑想前に「太陽礼拝」を行うと、心が安定し、自然と前向きな気分になるのを実感できるはずです。

ここからは朝オススメの「朝ヨガ」、日中もできる「昼ヨガ」をご紹介していきます。

最初は、ポーズのやり方を確認しながら行っていきますが、何度も繰り返すことで、流れるように動くことができるようになり、「動く瞑想」になります。

毎日、繰り返し同じ動きを行うことで、より深く内面に集中できるようになり、自分の心と身体の変化に気づきやすくなります。

1 太陽礼拝
お目覚めナマスカーラ

このヨガのステップ

1. 両足を腰幅程度に開いて立つ
2. 息を吸いながら両腕を上げて万歳
3. 息を吐きながら上体を前に倒して前屈
4. 息を吸いながら上体を軽く起こし、息を吐きながら前屈
5. 息を吸いながら両腕を上げて、吐く息で元に戻る

POINT

呼吸の波に動かされるイメージで、
マインドフルに動く

息を吸いながら腰を伸ばし、息を吐きながら前屈することを繰り返す太陽礼拝の半分バージョン。冷え性の改善や、全身の引き締め、自律神経を整え、気分をスッキリさせるなどの効果が期待できます。

前屈するとき、ひざは曲がっていても大丈夫です。柔軟な方は手を足の横につきますが、キツければ、イラストのように肩の下あたりに下ろします。

呼吸と動きを合わせて、全身にみずみずしい酸素と栄養分を行き渡らせていきましょう。

5回ほど繰り返したら、身体の中の血流、気の流れを観察していきましょう。

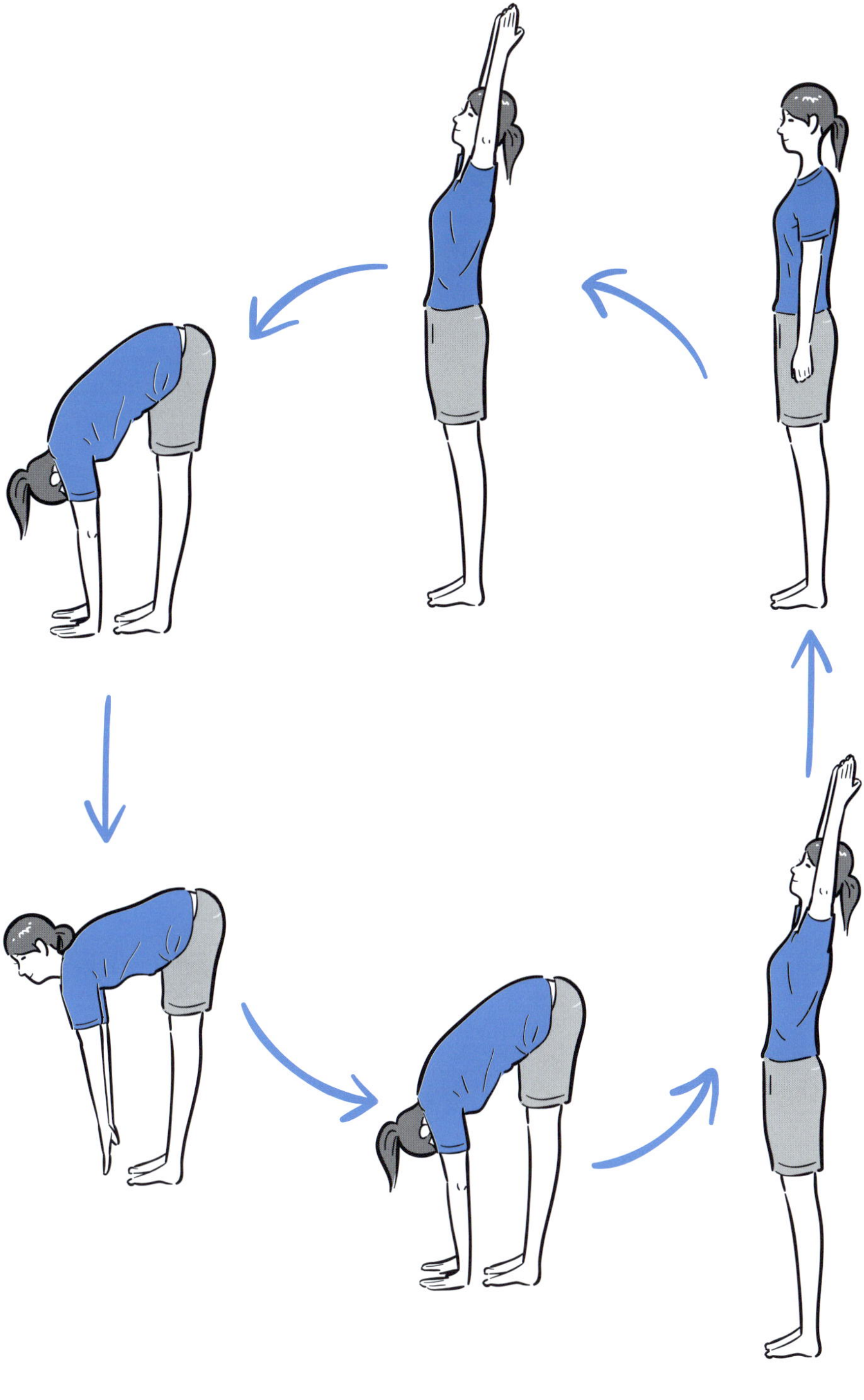

朝ヨガ

1

猫&牛のポーズ（キャット&カウ）

①猫（吐く）

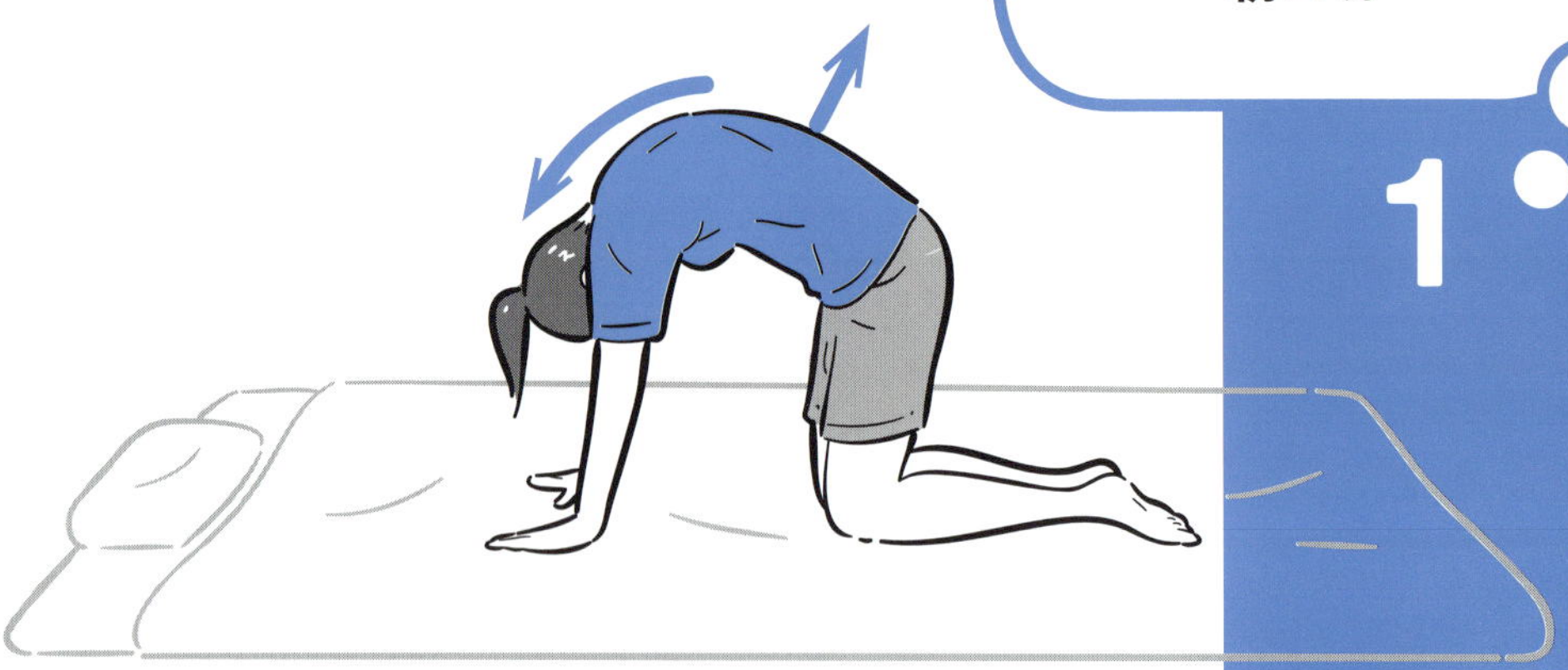

このヨガのステップ

1. 四つん這いになり腕と太ももをほぼ垂直に保つ
2. 肩の真下に手、腰の真下にひざがくるようにする
3. 息を吐きながら背中を丸くする
4. 息を吸いながら背中を軽くそらせる
5. 背中を丸める（吐く）→そる（吸う）の動きを繰り返す

POINT

背骨一つひとつが、
波のように滑らかに動くのを意識する

②牛（吸う）

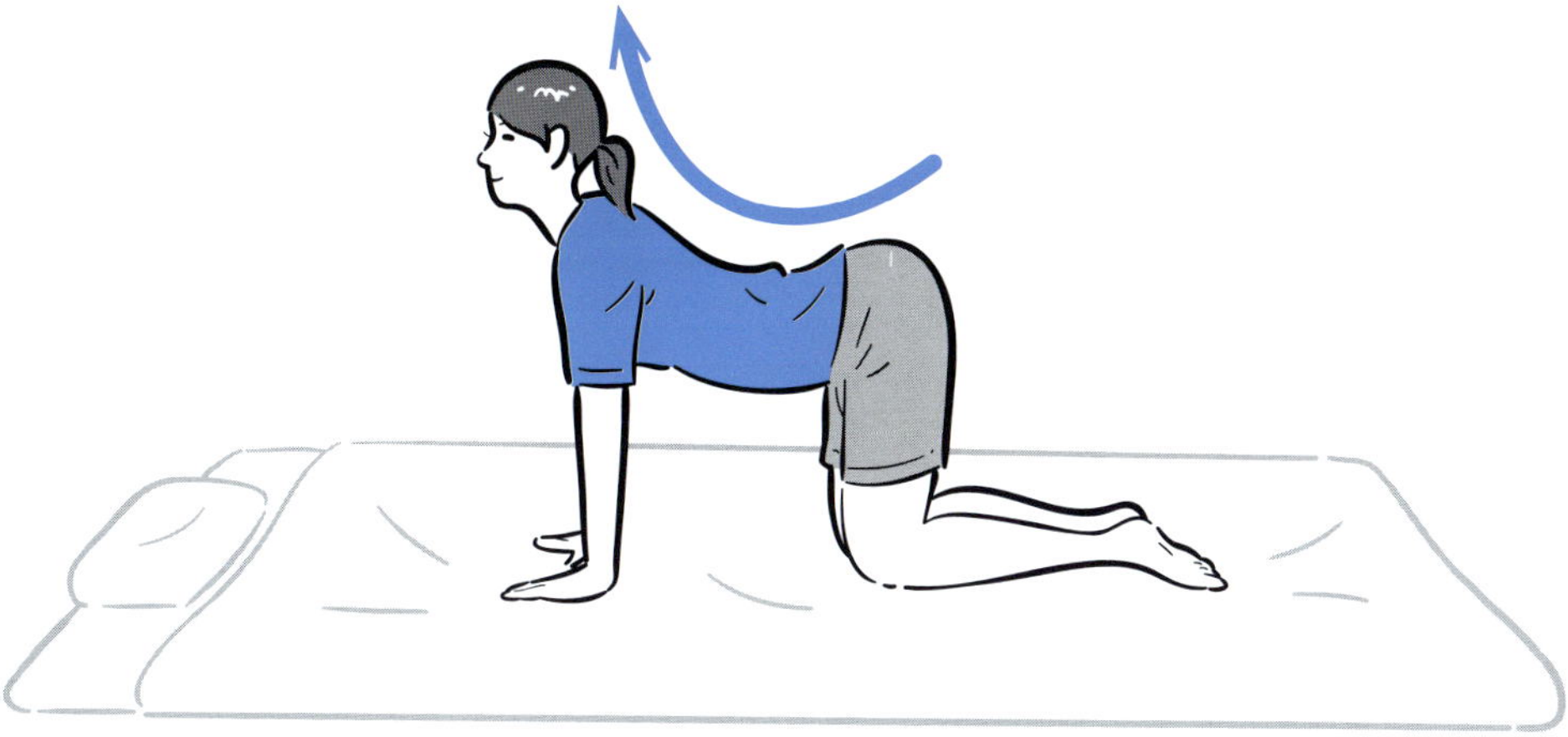

朝のウォームアップに最適なポーズです。

背中を丸くする猫と、背中を軽くそらせる牛の2つを交互に行って、背骨まわりをほぐしていきます。

背中全体と首、お腹がマッサージされるので、肩こり、腰痛改善などの効果が期待できます。

肩の真下に手、腰の真下にひざがくるようにセットしたら、その位置のまま、背骨を上下に動かしていきます。

息を吐きながら、背中を丸く高くします。息を吐き切るときに、手で軽く床を押しながら、お腹を内側にへこませます。首肩の力は抜いてリラックス。

息を吸いながら、胸を開き、背中をそらせます。背中をそらせるときは、肩から耳を穏やかに遠ざけ、肩が前に出ないようにします。強くそりすぎずに、ゆっくり腰を伸ばしていきましょう。

呼吸の波に乗って、背骨一つひとつが、波のように滑らかに動くのを感じましょう。

朝ヨガ

2 三日月のポーズ

このヨガのステップ

1. 四つん這いから手の平1枚分ほど手を前方に移動する
2. 手と手の間に左足を下ろし、右ひざを床に下ろす
3. 息を吸いながらお腹に力を入れて、上体を起こし胸を開いて万歳する
4. 首や肩をリラックスさせ、腰はそらさずに伸ばす
5. 30秒ほどキープしたら反対側も同様に行う

POINT
下向きの安定感と
上向きの流れを意識して
上下に伸びる

伸ばした手先と後ろ足のラインの形から、三日月のポーズと呼ばれます。

腹圧で腰を伸ばしながら、股関節と太ももの前面が伸びるので、腰痛の予防や緩和、股関節や骨盤の歪みが整います。

前足のひざがかかとの真上あたりにくるように、床に対して垂直にします。

尾骨を床のほうへ下げ、恥骨はへそのほうへ引き上げ、足の親指のつけ根とかかとに体重を乗せ、踏みしめます。

上に伸びる前に、下向きに身体を安定させ

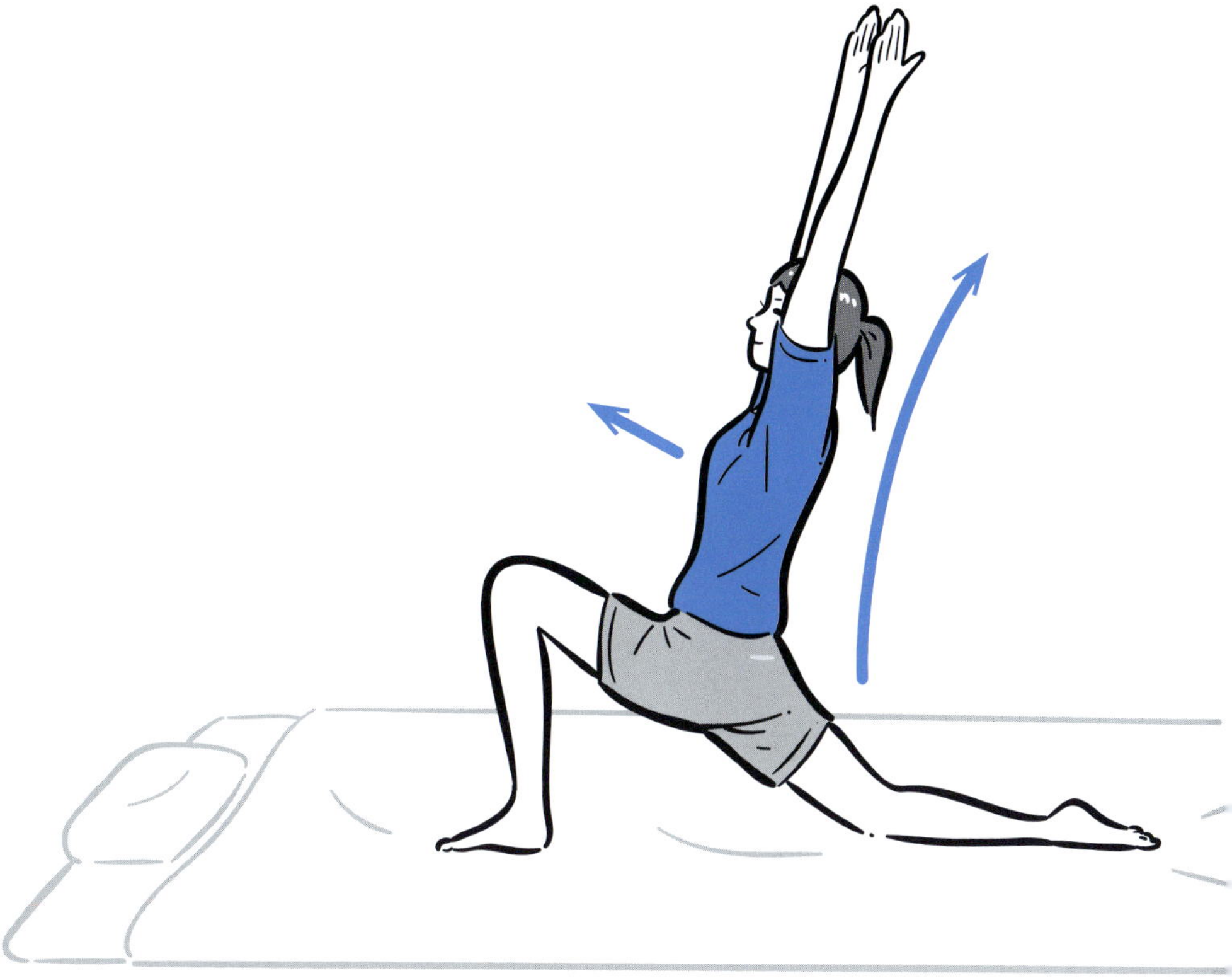

ていきます。足の裏で大地を感じ、骨盤が安定したら、左右のウエストを長く伸ばし、両手を上に万歳。肩の力を抜いて胸を前方向へ開いていきましょう。

　下向きの安定感と上向きのエネルギーを意識して、上下に伸びていきましょう。

朝ヨガ

3

ねじった体側を伸ばすポーズ

このヨガのステップ

❶ 左足を前にした三日月のポーズになる
❷ 右手は肩の下、左腕を上げて上体を左に開く
❸ 右のひざを持ち上げて右脚を伸ばす
❹ 右手を床に、左手を上にして、腰をひねる
❺ 30秒ほどキープしたら反対側も同様に行う

POINT
後ろのかかとで壁を蹴るイメージで
軸をつくり、流れと広がりを
意識する

横腹をねじって胸を開くポーズ。

後ろのひざを上げると不安定になる場合は無理をせず、床につけたままでも大丈夫です。

前のひざ下は床から垂直に保ちながら、後ろ足の骨の芯はしっかり伸ばします。

後ろのかかとで見えない壁を蹴るイメージで、後方に力強くプッシュします。


さらに腹圧で腰を伸ばし、左右のウエストを長く伸ばし、胸を開きながら目線は上の手先を見つめます。

首、肩の力は抜いてリラックス。

好みで、手を合掌して肘で太ももを押して

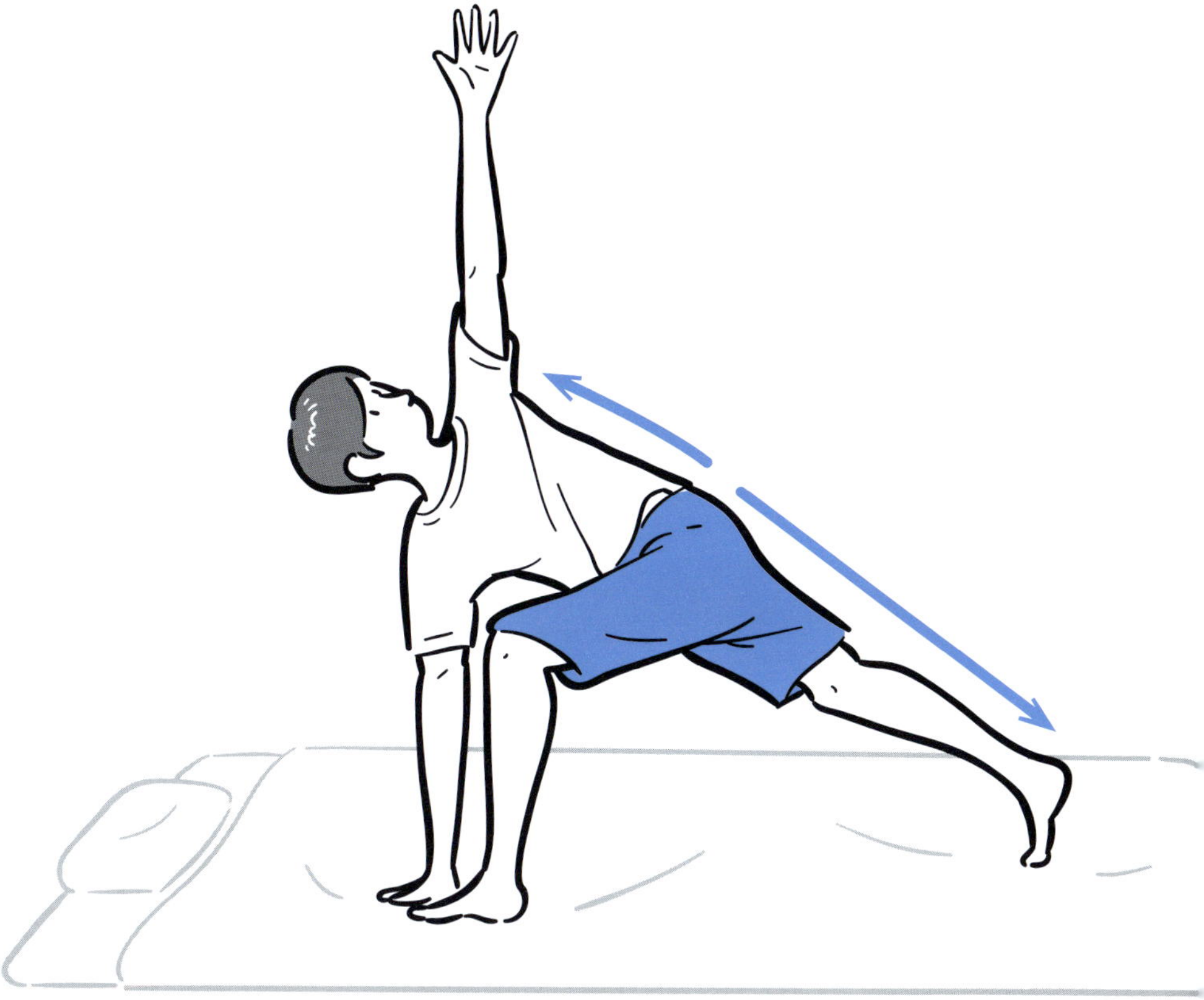

上半身をひねってもよいでしょう。
脇の下をひざにかけて、しっかりねじります。

腹部をねじりながら呼吸をすることで、内臓がマッサージされ、お腹の働きが整います。

座骨神経痛の緩和や便秘、腰痛の改善にも効果があるポーズです。

4 バッタのポーズ

このヨガのステップ

1. うつぶせになって両足を腰幅程度に開いて、両手は体側に置く
2. 息を吸いながら両手、両足を穏やかに伸ばした状態で持ち上げる
3. 首の後ろ側を長くし、両腕は床と平行にして、指先まで伸ばしていく
4. 呼吸しながら30秒〜1分キープする
5. 吐く息でリリースしたら、うつぶせになって余韻を味わう

POINT

腹圧と背筋を使って、
そるというよりは伸びる意識

うつぶせから、バッタのように足と胸を引き上げるポーズです。

背筋を強化しシャープな後ろ姿をつくる効果があります。

腹と骨盤は床につけたまま、頭と肋骨の上部、両腕、足のつけ根から両足を床から離して持ち上げます。

胸を開き、左右の手先は遠くに伸ばします。手先は万歳でも横でも好みの位置でかまいません。お尻を引き締め、足の指は開いて両足を強く伸ばしましょう。

余裕があれば、床との接地面を少なくし

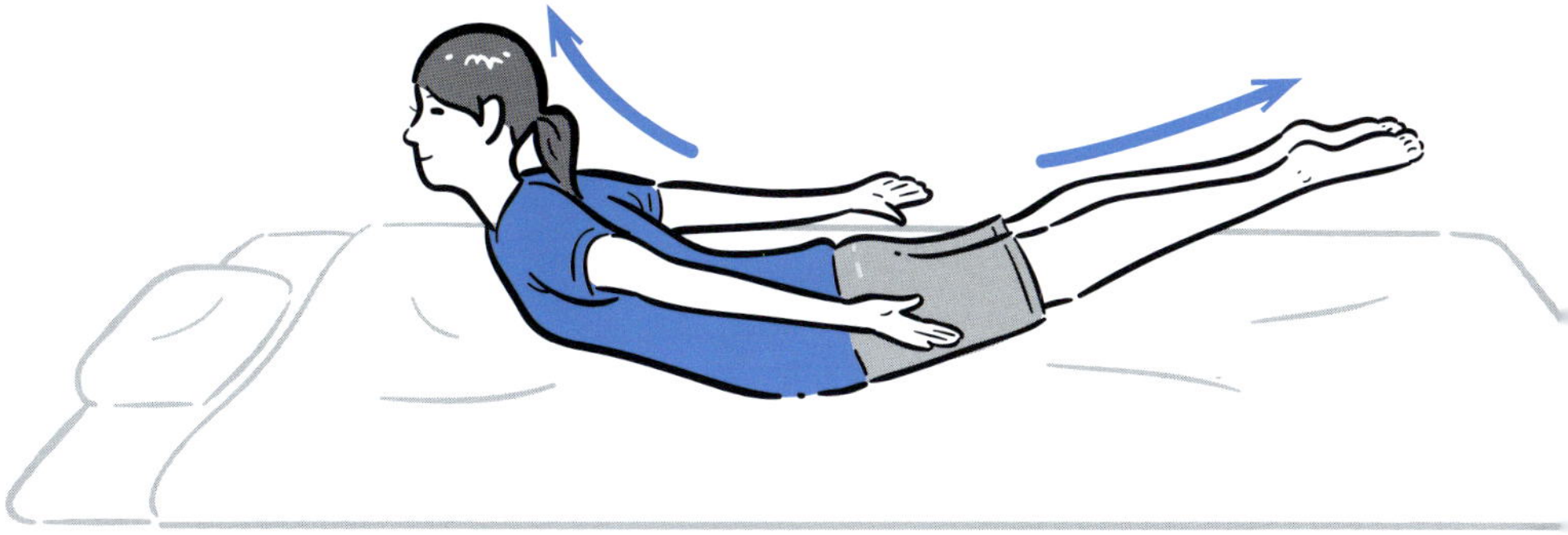

ていきます。

頭を上に持ち上げようとすると首や腰を痛める可能性があるので、首、肩の力を抜いて、全身の伸びを意識するようにしましょう。

頭や足を高く上げようとするよりも、低く前後に伸ばしていくことが大切です。少し辛くなってきたところでキープして、呼吸しながら背中の緊張している筋肉を意識していきます。

リリースしたらうつぶせになって、余韻を味わいましょう。

背中の筋肉を収縮させ、ポーズを解くことで、緊張が緩みリラックスが深まっていきます。

自律神経を整え、腰痛緩和、疲労回復、便秘解消、背筋の強化に効果的なポーズです。

朝ヨガ

5

肩立ちのポーズ

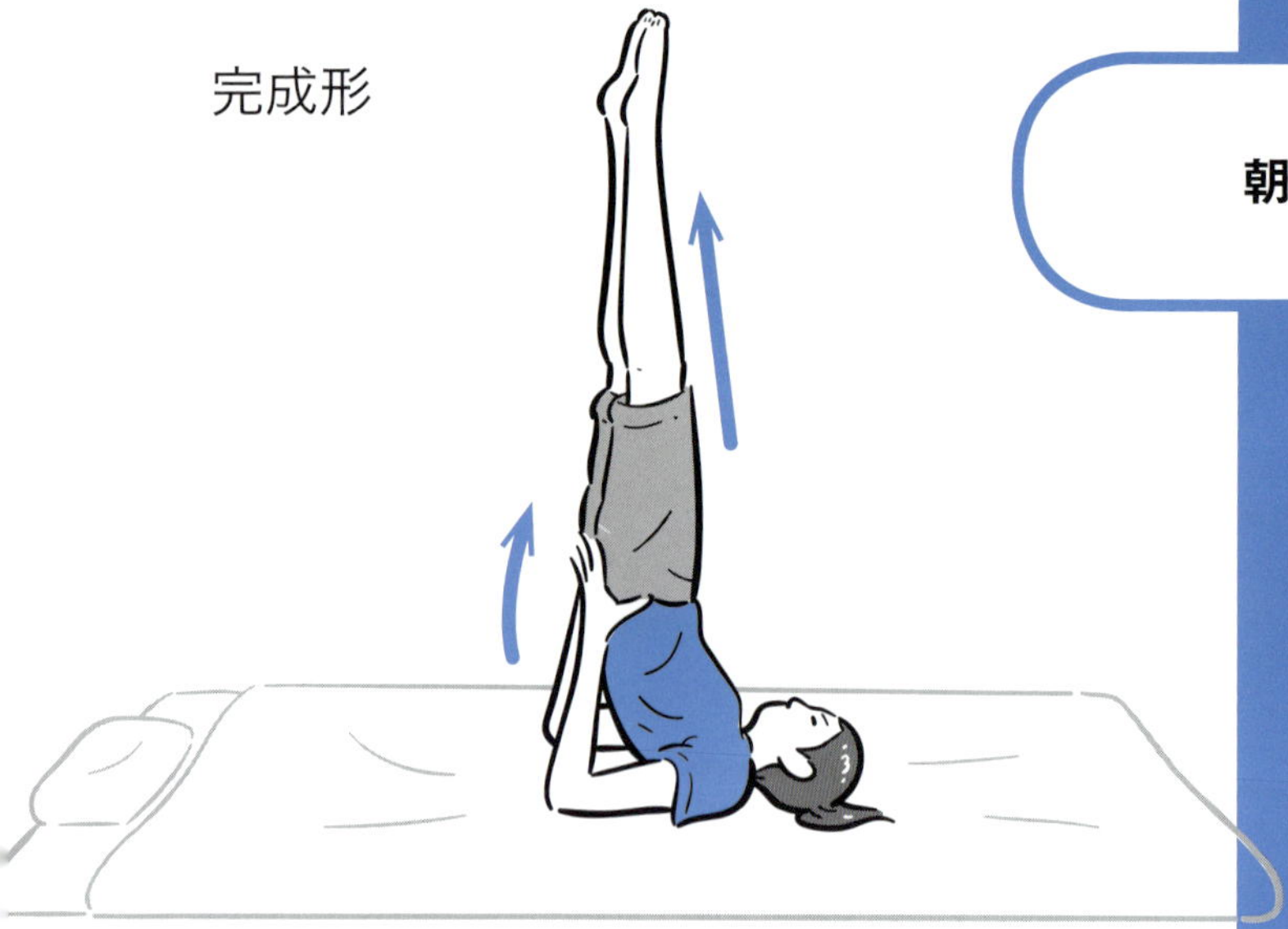

このヨガのステップ

❶ 仰向けになり両足を揃えて上にあげる
❷ 手で腰をサポートしながら両足と骨盤を天井方向に持ち上げる
❸ 両手で後ろから腰を支えて、脇を締めて上腕を床につける
❹ 背骨をまっすぐに保ちながら、つま先を天井方向に近づけていく
❺ 意識を背骨に向けながら、呼吸する
❻ 足を下ろしたら余韻を味わう
※血圧や眼圧の高い人は、このポーズは避けてください。

POINT
両脚、内ももを締めて、
腹圧で腰、背骨を
まっすぐに伸ばす

難しい人はこちら

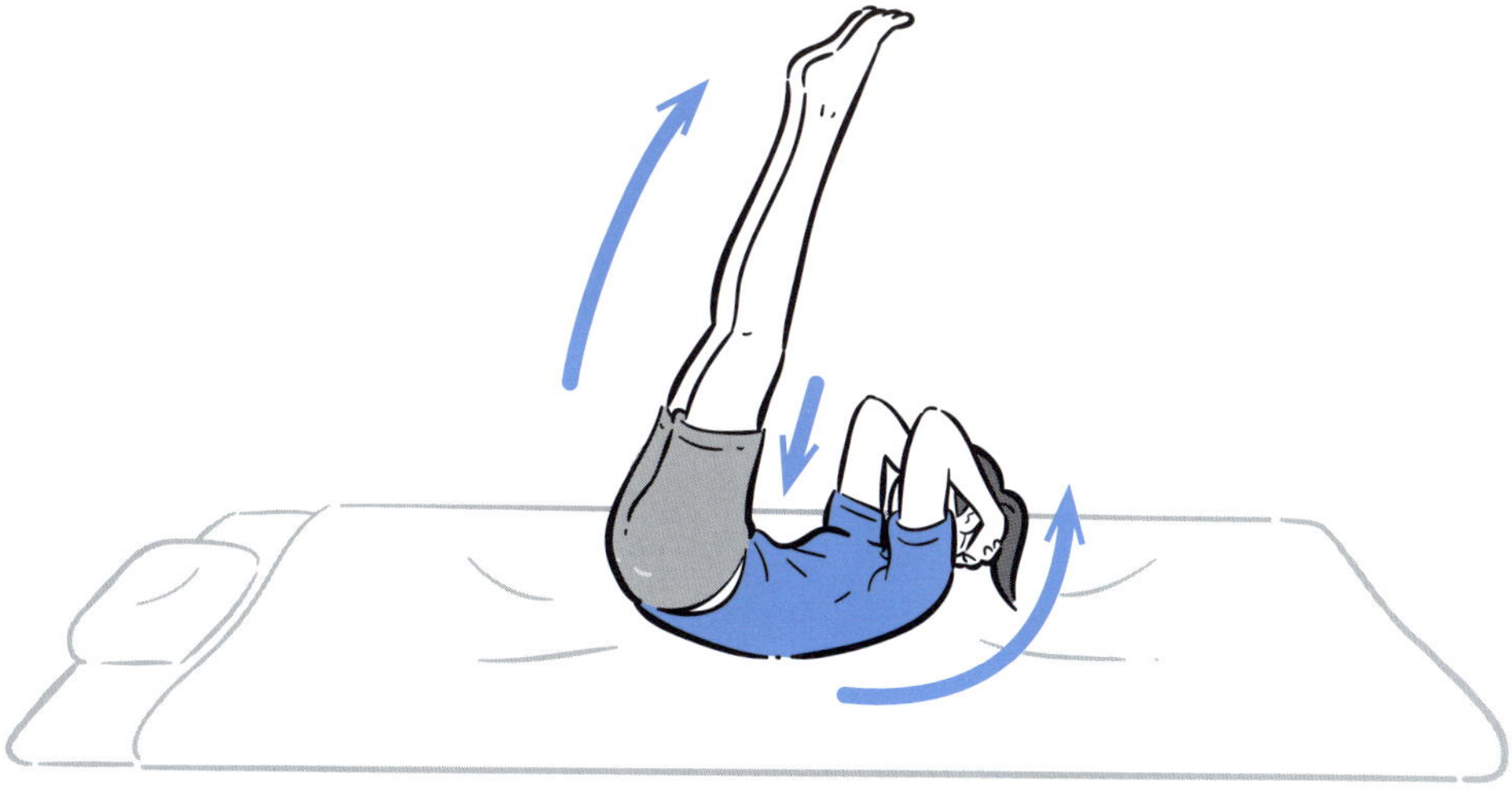

肩立ちのポーズは、「アーサナの女王様」と呼ばれるほどヨガでは重要な位置づけにあります。

身体を逆転させることで、全身の血流が促され、自律神経やホルモンのバランスを整え、疲労緩和、代謝アップや、ストレスの緩和、消化器官の回復、脳を休める効果が期待されます。

手の平で腰を支えながら、足が頭の真上にくるようにまっすぐに伸ばします。

股を閉めて、ひざが開かないようにし、背骨をまっすぐに伸ばす意識を保つようにしましょう。難しい場合は、くの字形になっていても大丈夫です。

首が痛い人は、肩の下にクッションラグを敷いたり、ブランケットを重ねたりして行います。キツければ無理をせず、両足を上にあげるだけでもOK。

②のように仰向けで後頭部を抱え、頭とお尻を持ち上げ、足を天井に向けて伸ばしましょう。

朝ヨガ

6

カパラバティ

このヨガのステップ

1. 背骨を伸ばして、安定して快適な姿勢で座る
2. 鼻から息を吸ったら、鼻から強く一気に吐く
3. 吐くときに、お腹をヘコませる。肩の力を抜いて、吸う息は身体に任せる
4. 最初は、ゆっくりと自分のペースで行う
5. 肩の力を抜いてリラックスするのがポイント

POINT

笑っているときのお腹の使い方を
思い出して勢いよく息を吐く。

朝にオススメの呼吸法です。

カパラバティとは、「輝く頭蓋骨」という意味があります。その名のとおり、寝起きでボーっとした頭がスッキリし、目が覚めます。

まず坐骨《ざこつ》を床につけて骨盤を立て、胸は天井に向かって軽く引き上げ、肩甲骨は腰のほうに下げるようにします。

お尻の下に座布団や折りたたんだブランケットを敷いてもいいでしょう。

息を吐くときに、横隔膜を引き上げ、お腹を一瞬でヘコませて、鼻から勢いよく息を吐きます。肩の力を抜いて、吸う息は身体に任

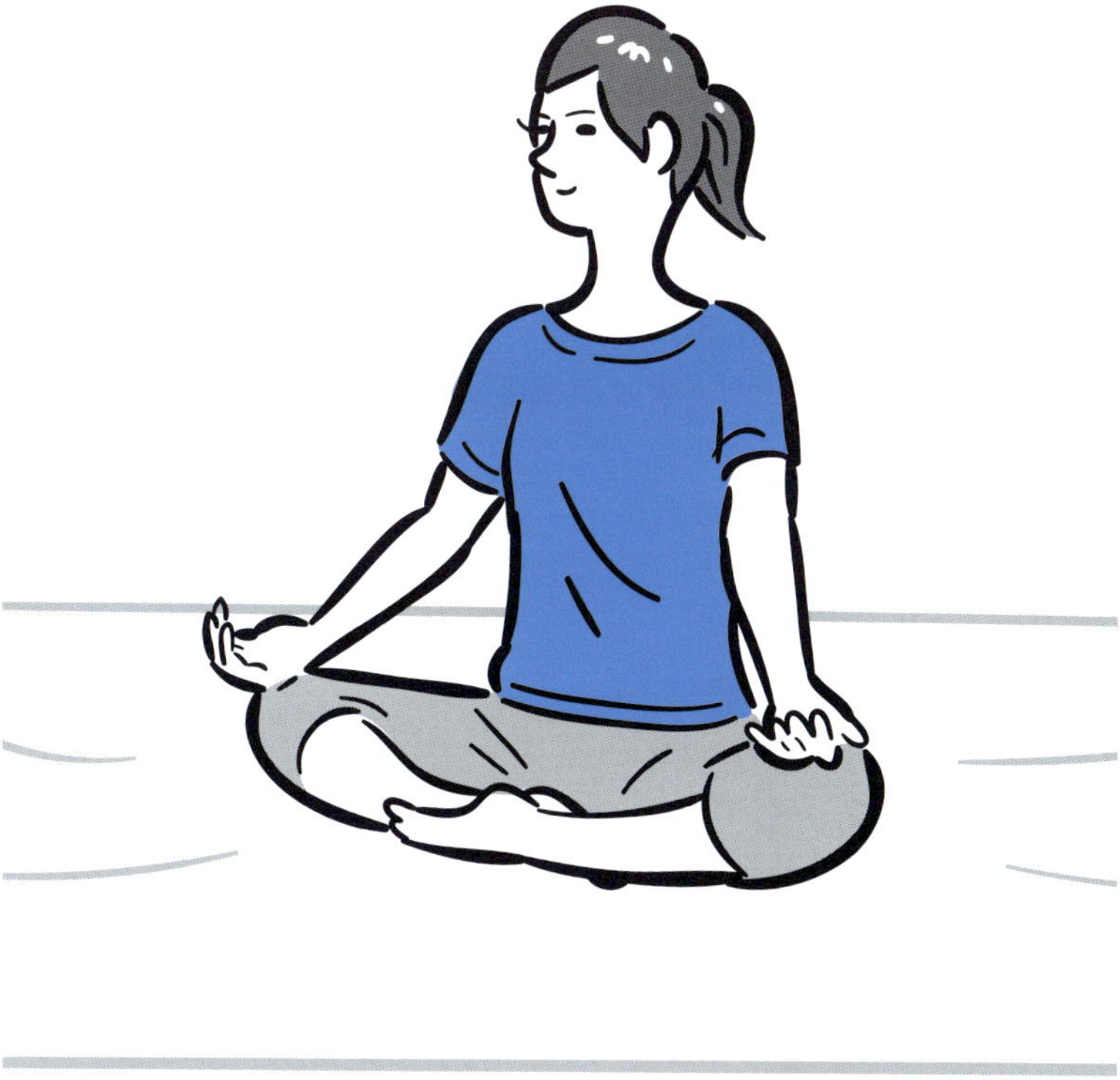

せます。
笑っているときのお腹の使い方を思い出し、慣れてきたら1秒1回くらいのペースでリズミカルに行います。肩や首の力を緩めて、喉の奥の力を抜き、リラックスしましょう。
肺や横隔膜、腹筋を動かすため、血行がよくなり、気分がリフレッシュします。覚醒効果が高いので集中したいときや、朝に行うのに最適です。
高血圧の方や心臓に疾患がある方は、行わないようにしましょう。お腹を締めつけるので、食後よりも空腹時がオススメです。

昼ヨガ

1

首回し

このヨガのステップ

1. 背骨を伸ばし、頭を前に倒してうなじを伸ばす
2. 頭を右に倒し首の左側を伸ばしてリラックス
3. ゆっくりと上を見上げ、喉の前側を開いてリラックス
4. 頭を左に倒して首の右側を伸ばしリラックス
5. 1～4を繰り返し、ゆっくりと首を時計回りに回す
6. 逆回しも同じように、2～3周ずつ回す

POINT

頭の力を完全に抜き、
できるだけゆっくり大きく回す

ここからはいつでも行える簡単ヨガを紹介します。

パソコンやスマホをよく使う人にオススメの首回し。オフィスや家事のあいまなど、いつでもどこでも行えます。

首の伸びている部分を意識し、首の感覚と対話しながら回します。

とくに詰まっている所は重点的に伸ばしてもよいでしょう。

時計回りに2～3周ぐらい回し、逆回しも同じように行います。とくに伸びて気持ちがよいところがあったら、そこで少し静止して

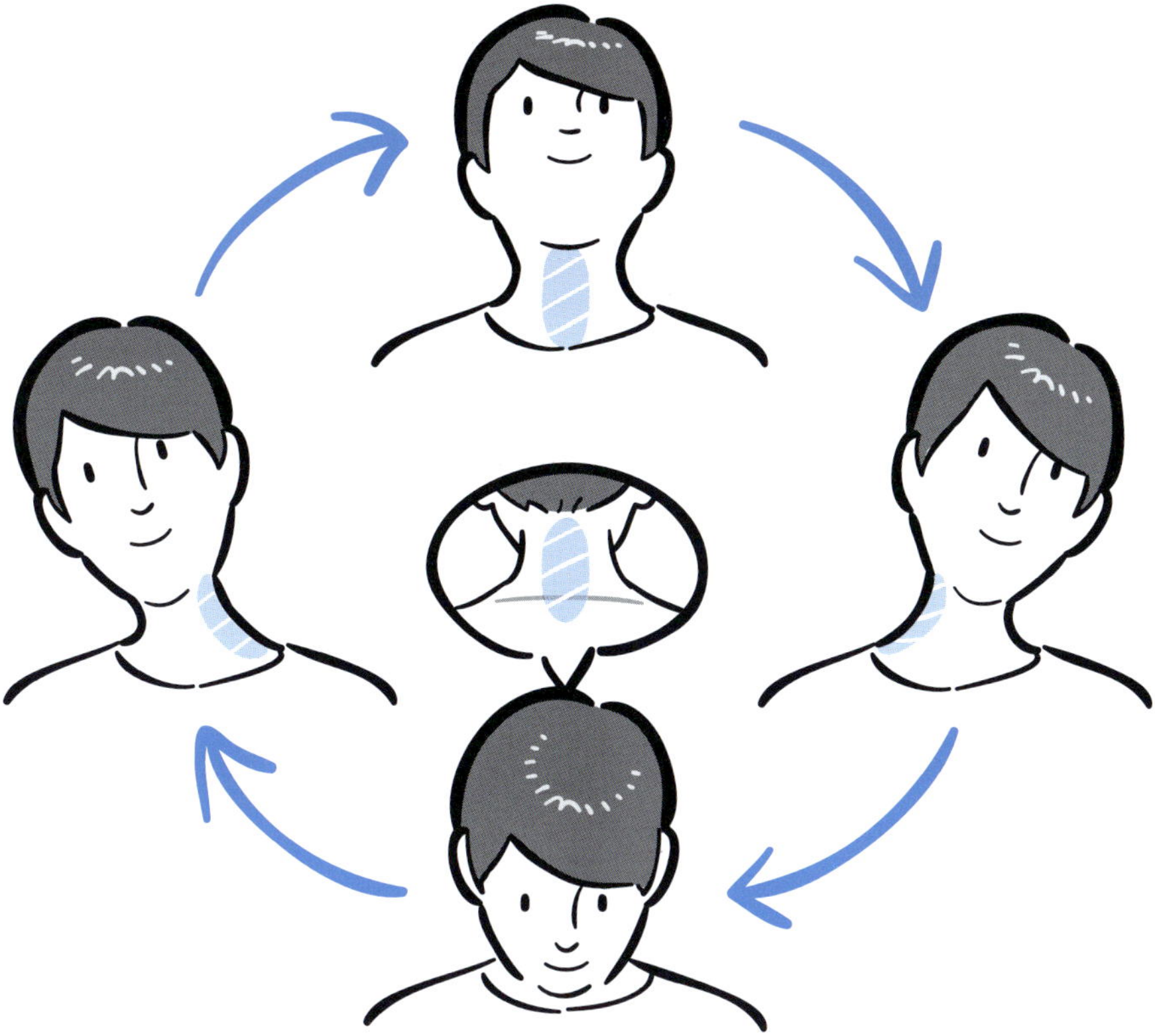

その感覚をじーっと味わってもかまいません。
その感覚に呼吸を送っていくイメージで観察していきましょう。

頭が真後ろにくるときは、首の後ろがつぶれないように注意しましょう。
首を伸ばしながら、首がどのあたりにあって、どんな感覚があるのかを観察することを大切にしましょう。

昼ヨガ

2

肩回し

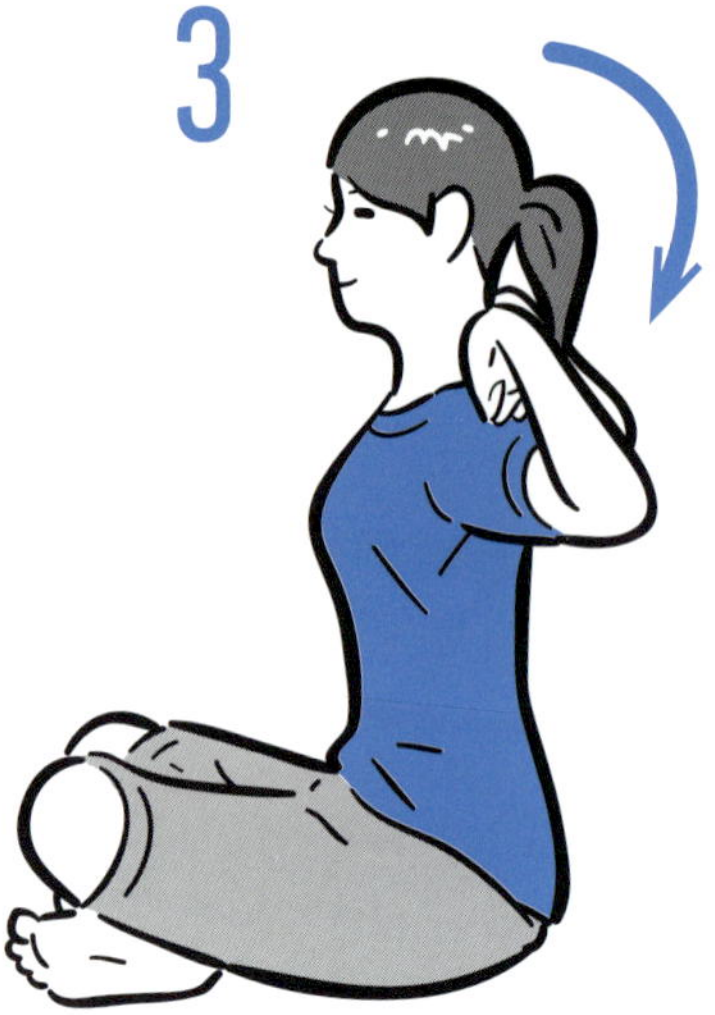

このヨガのステップ

1. 親指を中にして握りこぶしをつくり、肘と肘を中央で合わせる
2. 息を吸いながら肘を上に向けてゆっくりと持ち上げる
3. 上げきったら、息を吐きながら円を描いて左右斜め後ろへ
4. 反対回し
5. 外回し、内回し2〜3回ずつ行う

POINT

肩関節をできるだけ大きく回す

1

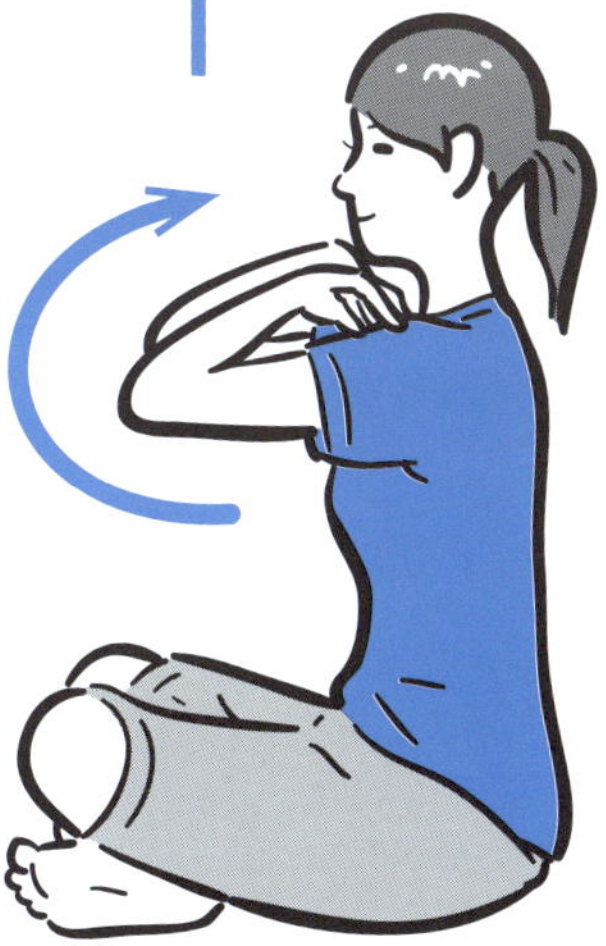

2

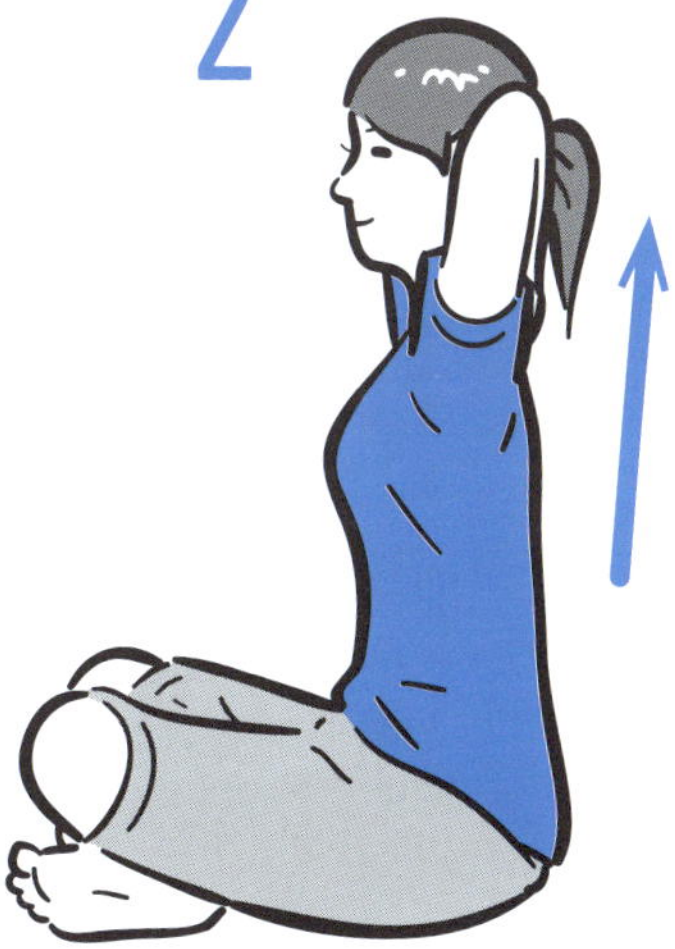

肩こり解消に効く動きです。始める前に肩を一度緊張させておくと、筋肉が緩みやすくなります。

腕はリラックスさせたまま、肩を耳に近づけてをぎゅーっとすくめます。

余裕があれば肩と肩を内側へ、さらに上に吊り上げてから、ゆっくりと息を吐いて肩をストンと下ろします。力を抜いてリラックスしましょう。

肘や肩関節を、できるだけ大きな円を描きながら回していきます。

肘を上にあげるときは、両肘を合わせ腰を伸ばし胸を吊り上げ、肘を高く持ち上げるようにします。肘を下ろすときも、できるだけ大きな軌跡を描きながら、斜め後ろに下ろしていきます。

どのような感覚が生じるか、意識しながら行いましょう。

昼ヨガ

3 壁de犬のポーズ

このヨガのステップ

1. 足を腰幅に開き壁の前に立つ
2. 手は肩幅に開き、肩より少し上にくる位置につく
3. 手の平で壁を押しながら、胸を開いて腰を伸ばす。腰の角度は90度
4. 肩や首が詰まらないように、 首の後ろはリラックス
5. 5呼吸マインドフルに呼吸を味わう

POINT

手の平で壁を押してお腹は内側へ。
腹圧で腰を伸ばす

壁を使った犬のポーズです。肩、背中まわりをほぐしていきます。

パソコン仕事が多い人は、このヨガを習慣にすると肩まわりの疲労感が軽減されます。

手の平で壁を押しながら、肩と胸を開いていきます。下腹を内側に引いて、腹圧で腰を伸ばしていきましょう。

腰の角度は90度、上半身は床と平行に保ち、余裕があればひざと脚も伸ばしていきます。

首や肩の力はリラックス、二の腕と耳の間に握りこぶし1個分ぐらいスペースをつくっておきましょう。

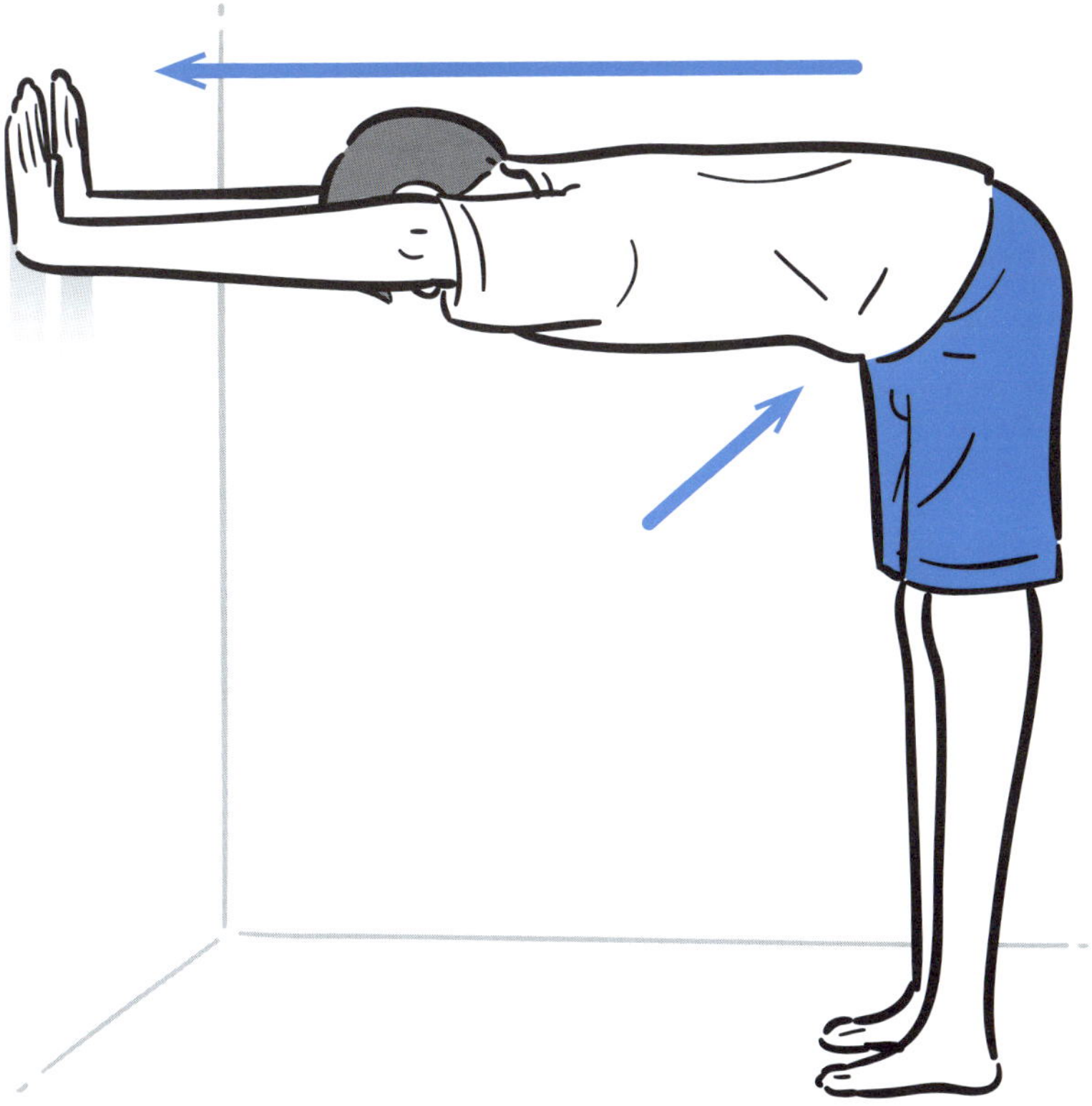

お腹の圧力を使って腰を上下に引き伸ばすことで、猫背も肩こりも解消し、脇まわりのリンパの流れもよくなります。
ポーズの後半は、自然に繰り返される呼吸を観察していきましょう。

昼ヨガ

4

壁de肩伸ばし

このヨガのステップ

1. 手の平を壁に当てて押す
2. そこから胸を斜め前に突き出す
3. 肩甲骨、肩、胸、手先を伸ばす
4. 5呼吸キープする
5. 反対側も同様に行う

POINT

手の平と壁で押し合い、胸は前に

壁を使った肩のストレッチ。手の位置によって、効いてくるところが変わります。手の平を90度あるいは少し斜め上に持っていったり、下のほうに置いたりと、手の位置をいろいろ変えて、自分にちょうどいいところを探っていきます。

余裕があれば手を離すと前につんのめりそうになるぐらいの位置で、胸を前に突き出し肩を伸ばしていきます。

気持ちよければ、角度を変えて行ってみましょう。

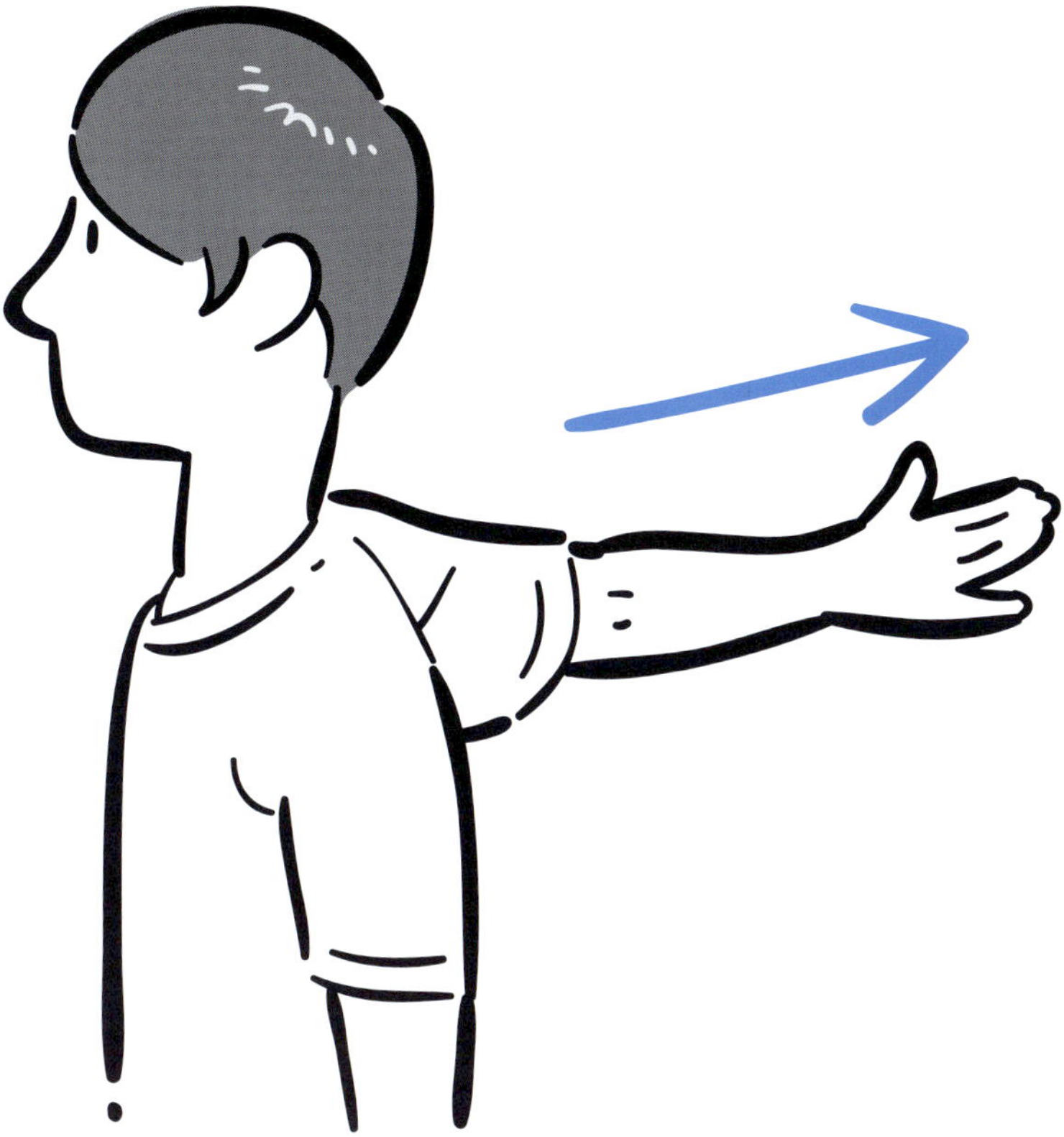

昼ヨガ

5 ぶらぶら前屈（ダングリング）

このヨガのステップ

1. 両足を腰幅に開いて立ち、腰骨を持って背骨を伸ばす
2. 息を吐きながら軽くひざを曲げて上体を前に倒していく
3. 上体を極力脱力させて、重力に任せる
4. 手と肘を合わせ、上体をブラブラさせる
5. この姿勢で30秒〜2分ほど深呼吸する

POINT
太ももとお腹がつくくらい
ひざを曲げると
腰が伸びやすくなる

両足でしっかり大地を踏みしめ、首や肩の力を抜いて前屈します。

ひざを曲げて行うと、腰椎が伸びやすくなります。ひざの裏を伸ばすとハムストリングがストレッチされます。

さらに、お腹と脚を近づけると、内臓が刺激され、内臓機能を改善します。

手の位置は自由。手と肘を合わせたり、左右の手の平を背中で握り合わせたり、好きな位置で行ってください。

頭の力を抜いて、重力を使って上体をぶらぶらと揺らしてもいいでしょう。頭を下にす

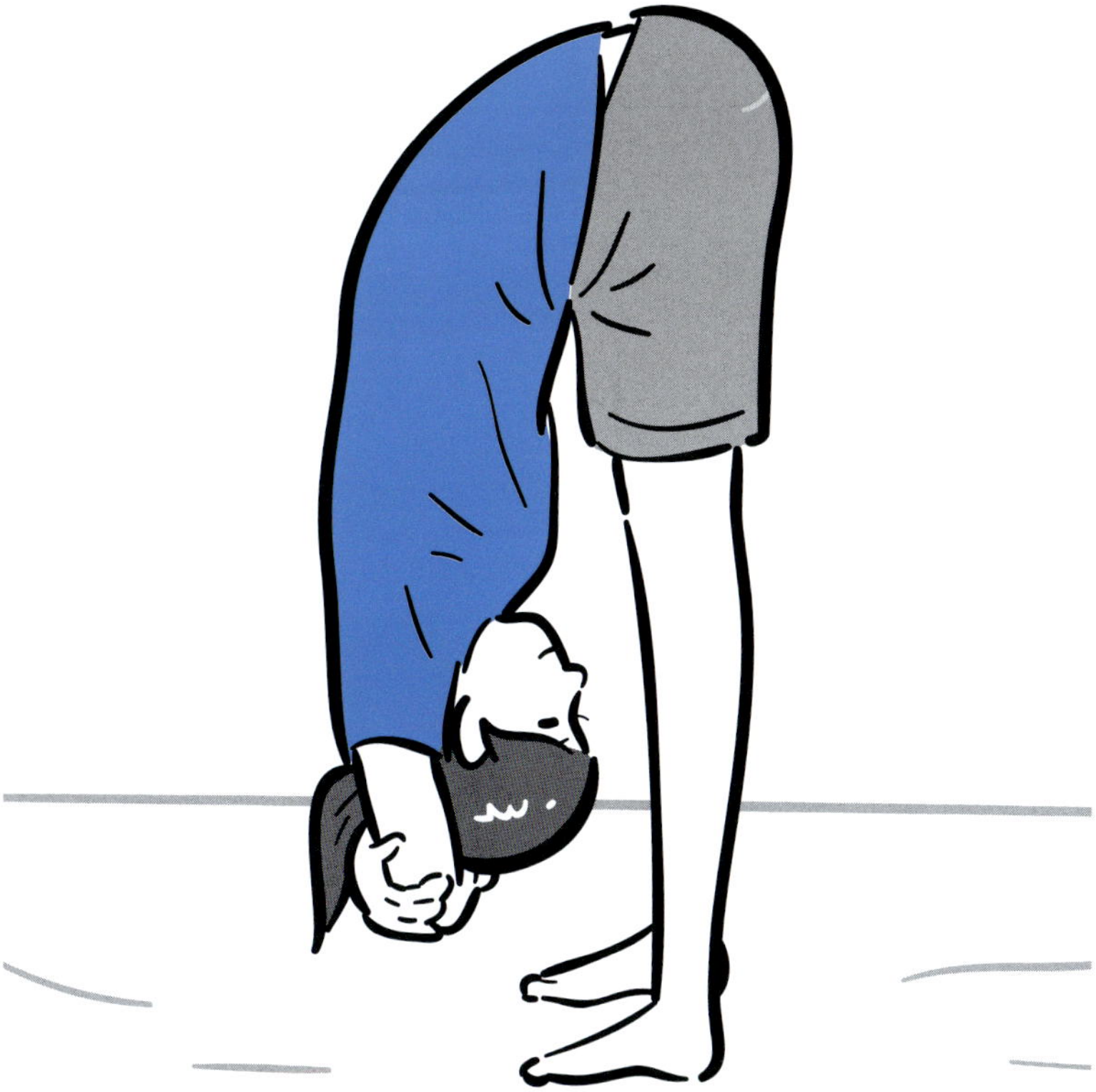

ることで、新鮮な血液が行き渡ります。

足腰がふらついて不安定になる人は、お尻を壁につけて前屈すると安定しやすいです。

食後をなるべく避け、空腹時に行いましょう。

血圧が高い人、めまいがしやすい人はとくに注意して行ってください。

終　章

マインドフルに生きる

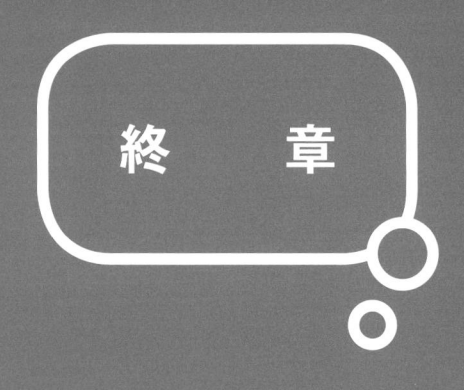

日常生活にマインドフルネスを取り入れる方法

朝・昼・夜に行えるヨガを紹介しました。いきなりすべて行うのではなく、気に入ったポーズから生活に取り入れてみてください。

そして、ねるヨガでマインドフルな感覚を深めたら、日常生活にも広げていきましょう。

何度もお伝えしていますが、「マインドフルネス」とは、「今この瞬間に気づくこと」。この気づく力（アウェアネス）はヨガ以外でも養うことができます。

例えば、日常生活の散歩や食事、掃除や洗濯、お風呂など、今この瞬間の身体感覚に注意を向けるとそれが気づきのトレーニングになります。

散歩するときは歩いている感覚に意識を向けましょう。何か別のことをしたり、考えたりするのではなく、一歩一歩のプロセスを、「今」という瞬間を大切に味わうのです。

ご飯を食べるときは食べることに注意を向けます。何かを食べるとき、飲むとき、目を閉じて、すべての注意を舌先に向けてみてください。

最初の3口だけでもいいので、100％の注意を向けてみてください。きっと、いつもは気づかなかった味や質感に気づくはずです。

電車やバスの待ち時間、休憩時間に、マインドフルに呼吸を味わいましょう。

イライラしたり、焦ったりしているときは、少し立ち止まって、内側で起こっていることを観察してみましょう。

深い呼吸を3回意識するだけでも落ち着きを取り戻せるはずです。自分の呼吸や心の状態に気づくことで、自己理解が深まります。

頭のスイッチをオフにして、ただ「今ここ」を「感じる」時間を増やしていきましょう。五感の感覚を意識する時間を持つことで、「今ここ」にある幸せに気づきやすくなります。

「心の器」を養う

私たちは、すべてが変化し続ける世界に生きています。生きている限り、病気、老い、死、といった変化から逃れることはできません。

どれだけ死にたくないと願っても、どれほど健康的な生活を送っていても、老いや死は遅かれ早かれ確実にやってきます。にもかかわらず、私たちはすべてが変化していくことを恐れ、抵抗します。

ではどうしたら、その恐れから解放されることができるでしょうか？

そのためには、

「思いどおりにならないことを受けいれる心の器を養うこと」

が何より大切です。

ねるヨガの実践では、ポーズ中に生じる様々な感覚、感情をジャッジせず、ありのまま観察していきます。

これはつまり、思いどおりにならない心と身体、不快な感覚や感情をありのまま受けいれる「心の器（自己受容力）」を養う心のトレーニング術なのです。この練習を通して、日常生活で生じる不快な感覚やストレスとうまくつきあえるようになります。

マインドフルネスに内側を見つめる習慣を持つと、それまで気づかなかった身体の奥のコワバリに気づきます。

その感覚に耳を傾けて、意識して味わうと、やがて消化されていきます。ときには、熱や振動、骨が引っ張られるような、しびれるような感じがすることもありますが、その感覚をジャッジせず、じっと見つめ続けていくと、その感覚が変化していくことに気づきます。

コワバリを嫌悪し、無視し続けると、不快感や痛みはどんどん蓄積していきますが、気づいて味わい受容することで、コワバリが解けてラクになっていくのです。

私たちの感情も同じです。気づいて味わうと消化され、ラクになります。逆に、無視したり、抑圧したりすると感情は蓄積したままになるのです。心と身体のコワバリが溜まっていくと、感受性が鈍り、無感動になったり、痛みや不調和を感じやすくなります。だから、ネガティブな感覚や感情を、できる範囲で意識して味わうことが大切なのです。

今の自分が感じている「感情」や「欲求」を、「良い」「悪い」と判断せずに、受けいれることで「自己受容」が深まります。

不安や怒り、寂しさ悲しみ、虚しさといった、一見ネガティブに思える感情も、大切な自分の一部です。

自分という存在（BEING）が、感じている感情をありのまま認めることは、自分という存在（BEING）を無条件で認めることにつながります。

ねるヨガは、自分の身体や感情とつながり、ポジティブもネガティブも明るさも暗さも、強さも弱さも含めた存在そのものを無条件で愛する練習なのです。

●おわりに

「ねるヨガ」という言葉には、以下の3つの言葉の意味を込めました。


「寝」ねるヨガ。

「寝」とは、眠る。横になる。休む。

しっかり眠ると、翌朝スッキリ目覚めます。


「錬」ねるヨガ。

「錬」とは、刀などの金属を熱して不純物を取り除くこと。鍛えて質を高めるという意味があります。

コワバリや感情と向き合うとき、熱が出て浄化されます。


最後に、「練」ねるヨガ。

「練」とは、反復して慣れる。練習する。修養・経験などを積むという意味。

「練る」ことで、「しなやかで均質なものに仕上げる」「学問や技芸などを鍛え磨く」という意味があります。

とくに、これからヨガを始める人、ヨガに苦手意識がある人に興味を持ってもらいたい。夜でも、朝でも、できるときでいいので、自分の心と身体を緩める時間を持ってほしい。

そんな想いをこめて本書を書きました。

私はもともと身体が硬かったので、ストレッチが苦手な人の気持ちがよくわかります。ですが、ヨガとマインドフルネスに出会って心と身体が柔軟になりました。

身体が硬い人は、ストレッチの感覚が嫌いです。とくに伸ばし慣れていない部分や姿勢に、不快感や苦手意識を感じます。

ですが、どのような感覚であれ、感情であれ、繰り返すと慣れていき、徐々に「痛い」→「痛気持ちいい」→「気持ちいい」と変化していきます。

長期的に繰り返し練習すると、苦手な感覚に対する反応パターンが変わっていきます。

継続することで、ヨガに対する苦手意識や、結果に対する執着も和らいで、身体と心の深部が緩み始めます。

まずは「やってみる」ことから始めてみてください。気合いも熱意もいりません。「絶対に毎日続けよう！」「全部のポーズをやろう！」と頑張りすぎると疲れますので、心身ともにラクにできる範囲で続けてみてください。

「ねるヨガ」を習慣化すれば、肩こり、腰痛が軽くなり、身体が快適になりますし、よく眠れるようになります。一度身につけたら一生使える、素晴らしいスキルです。

習慣化すると、歯磨きと同じで、伸ばさないと気持ち悪くなります。

できないポーズや、自分の硬さ、プロセスを楽しめるようになります。

自分の価値観やライフスタイルにあわせて、いつ、どこで、どれくらいやるか、ご自分で決めて取り組んでいただけたらと思います。

ポイントは、ゆっくり、無理なく、気持ちよく行うこと。毎日繰り返し行うことで、身体が柔軟になり、自分で自分の身体と心を整えられるようになります。

他人や、理想の自分と比較したり、「できる」「できない」とジャッジしているなら、「気づく」ことを何よりも大切にしてください。

身体のどこが伸びていて、どんな呼吸をしているのか？　その感覚とどう向き合っているのか、に注意を向けてみてください。

「ねるヨガ」で、心身を観察する時間を持つことで、徐々にそれ以外の時間でも、自分の心を内省する習慣が身につきます。

もしも日常生活で、自分を苦しくさせるコダワリや、怒りに満ちた思考に引っ張られそうになったら、そのことに気づきましょう。後悔や不安、グルグル彷徨い続ける心に気づいたら、身体に意識を向けて観察してみましょう。

「ねるヨガ」のポーズ中の思考や感覚との向き合い方と同じです。ジャッジする必要はありません。変えようとする必要もありません。

自分の中にある苦しみにリアルタイムに気づいて観察し、理解するだけで、ネガティブな感情やパターンは変容していきます。

「ねるヨガ」を実践して、オープンな意識で、ネガティブな感覚も、ポジティブな感覚も大切にできると、徐々に、子供のころのようなみずみずしい感覚が蘇ってきます。

マインドフルな時間が増えると幸せを感じやすくなるのは、「今、ここ」のあるがままの現実と調和する時間が増えるからです。

どこかに行こうとするのをやめて、立ち止まる時間を持ちましょう。


本当の幸せは、「今、ここ」にあり、「気づく」もの。

幸せは常に、「今、ここ」にあります。


「ねるヨガ」を実践し、「今、ここにある力」が鍛えられることで、今の一瞬一瞬をしっかりと味わって生きることができるようになります。


最後に、綿本彰先生をはじめ、私を導いてくださった先生方に感謝します。

編集者の鹿野さん、イラストレーターのＨａｍａ－Ｈｏｕｓｅさんはじめ、この本の制作に携わったすべての方に感謝いたします。２年近くかかりましたが、おかげさまで納得のいく本に仕上がりました。

そして、この本を通して出会えたあなたとのご縁に感謝いたします。

せっかくここまで読んでくださったあなたには、本書を読んで終わりではなく、あなたの自宅で、日常生活に、「ねるヨガ」を取り入れていただきたいと願っています。ぜひ、継続して、自分のものにしてください。


最後まで読んでくださったあなたへ、感謝を込めてプレゼントがあります。

次のQRコードを読み込んでください。

本書で紹介した「ねるヨガ」の動画をこちらからご覧いただけます。

本書では泣く泣くカットしたポーズやより専門的な内容も、こちらでお伝えしています。

あなたが「ねるヨガ」を習慣化するための一助となれば幸いです。

11月吉日　吉田昌生

https://www.masao-mindfulness.com/neruyoga

◎参考文献

『ここヨガ』（綿本彰著　新星出版社）
『YOGAポーズの教科書』（綿本彰著　新星出版社）
『これ1冊できちんとわかるヨガ』（RIE著 マイナビ）
『どこでも誰でも健康10秒ヨガ』（ケン・ハラクマ著　Surprise Book）
『スピリチュアル・ヨーガ』（ディーパック・チョプラ著　角川書店）
『ポール・グリリーに学ぶ陰ヨガ』（Yogaworks）
『陰ヨガの新しい教科書　Insight Yoga』（サラ・パワーズ著 Under The Light Yoga School）
『インテグラル・ヨーガ（パタンジャリのヨーガ・スートラ）』（スワミ・サッチダーナンダ著　めるくまーる）
『マインドフルネスストレス低減法』（ジョン・カバットジン著　北大路書房）
『マインドフルネスを医学的にゼロから解説する本』（佐渡充洋、藤澤大介編著　日本医事新報社）
『スタンフォード式 最高の睡眠』（西野精治著　サンマーク出版）
『自律神経どこでもリセット！ずぼらヨガ』（崎田ミナ著、福永伴子監修　飛鳥新社）

【著者プロフィール】

吉田昌生（よしだ・まさお）

一般社団法人マインドフルネス瞑想協会代表理事。

20代で精神的にバランスを崩し瞑想に出逢う。瞑想のメンタル調整効果に感動し、世界38カ国以上を巡り、様々な瞑想、ヨガを実践する。

2015年『1日10分で自分を浄化する方法 マインドフルネス瞑想入門』を出版。Amazon1位（倫理学入門、自己啓発部門）になる。オンライン講座「マインドフルネスアカデミー」には、のべ800名以上が参加。

2017年に、一般社団法人マインドフルネス瞑想協会を設立し、「マインドフルネス瞑想」と「マインドフルネスヨガ」の指導者養成講座を開催し、指導者の育成にも注力する。毎年海外ツアーを企画し、インド、ネパール、スリランカを周遊。生徒と本場のヨガ、アーユルヴェーダを体験するツアーを開催する。

主な著書は、『1日10分で自分を浄化する方法 マインドフルネス瞑想入門』（WAVE出版）、『1分間瞑想法』（フォレスト出版）、『マインドフルネス 怒りが消える瞑想法』（青春出版社）、『3分間マインドフルネス 自分をアップデートする28の習慣』（学研プラス）、『脳パフォーマンスがあがるマインドフルネス瞑想法』（主婦の友社）、『こころが軽くなるマインドフルネスの本』（清流出版）など多数。

2019年6月より、業界初となるオンラインサロン「iDEAL LIFE」をオープン。マインドフルネスを誰にでもわかりやすく、より身近に感じてもらえるよう、情報発信に努める。

◎吉田マサオ公式サイト
https://www.masao-mindfulness.com/

◎オンラインサロン
https://masao.mindfulness-academy.info/onlinesalon/

◎オンラインアカデミー
https://masao.mindfulness-academy.info/

ねるヨガ

2019年12月21日　初版発行

著　者　吉田昌生
発行者　太田　宏
発行所　フォレスト出版株式会社
〒162-0824 東京都新宿区揚場町2-18　白宝ビル5F
電話　03-5229-5750（営業）
　　　03-5229-5757（編集）
URL　http://www.forestpub.co.jp

印刷・製本　日経印刷株式会社

ISBN978-4-86680-064-6 Printed in Japan